李玉泉◎著

中华宇泉

罐／诊／罐／疗／秘／要

全国百佳图书出版单位

中国中医药出版社

·北京·

图书在版编目（CIP）数据

中华宇泉罐诊罐疗秘要 / 李玉泉著 . -- 北京 : 中国中医药出版社 , 2024. 10（2025.3重印）

ISBN 978-7-5132-8942-9

Ⅰ . R244.3

中国国家版本馆 CIP 数据核字第 20244X5Q35 号

中国中医药出版社出版

北京经济技术开发区科创十三街 31 号院二区 8 号楼

邮政编码　100176

传真　010-64405721

山东临沂新华印刷物流集团有限责任公司印刷

各地新华书店经销

开本 787×1092　1/16　印张 9.75　字数 208 千字

2024 年 10 月第 1 版　2025 年 3 月第 2 次印刷

书号　ISBN 978-7-5132-8942-9

定价　79.00 元

网址　www.cptcm.com

服 务 热 线　010-64405510

购 书 热 线　010-89535836

维 权 打 假　010-64405753

微信服务号　zgzyycbs

微商城网址　https://kdt.im/LIdUGr

官 方 微 博　http://e.weibo.com/cptcm

天猫旗舰店网址　https://zgzyycbs.tmall.com

如有印装质量问题请与本社出版部联系（010-64405510）

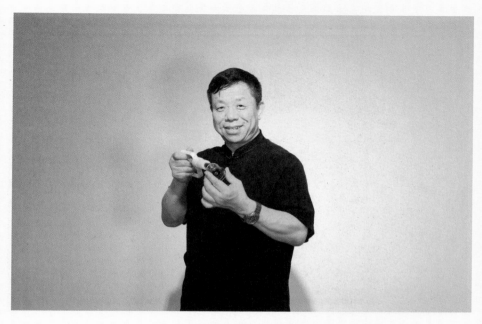

作者李玉泉展示宇泉罐

北京中医药传统技能传承工作室建设项目

李玉泉中医药传统技能传承工作室

北京市中医管理局
二〇一八年十月

李玉泉中医药传统技能传承工作室获北京市中医管理局（今北京市中医药管理局）立项

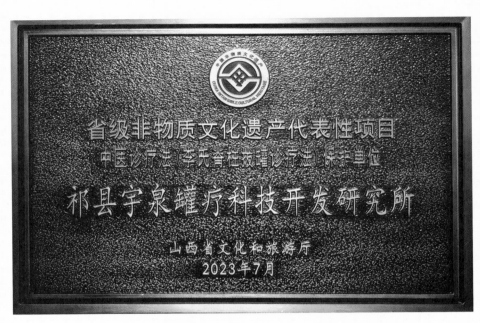

李氏脊柱拔罐诊疗法获得省级非物质文化遗产代表性项目

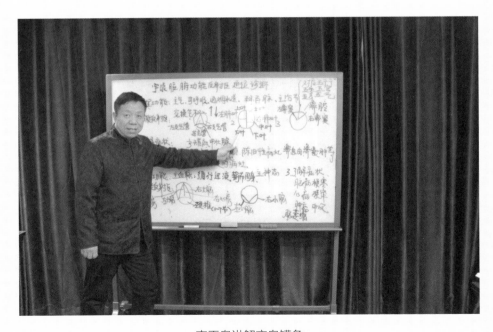

李玉泉讲解宇泉罐象

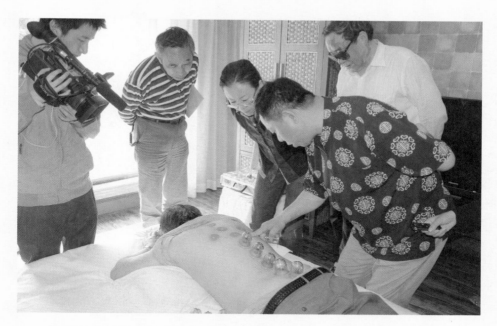

中医药事业国情调研组组长陈其广与田原老师、李玉泉老师临床交流宇泉罐诊

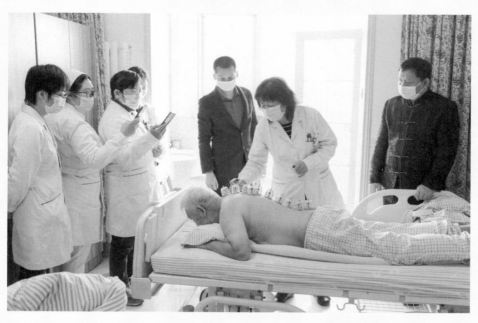

"李玉泉中医药传统技能传承工作室"在北京市门头沟区中医医院开展
宇泉罐诊罐疗临床教学

陈　序

习近平总书记说："中医药学是中国古代科学的瑰宝，也是打开中华文明宝库的钥匙。"在中华文明的历史长河中，中医药历经千年而不衰，为中华民族的繁荣昌盛，作出了巨大的贡献。

拔罐作为中医外治法的一种，凭借其适用范围广、疗效确切、操作简便、安全的特点，一直保持着旺盛的生命力。从先秦时期的兽角、隋唐时期的竹罐，到清代的陶罐，近现代的玻璃罐、塑料罐……随着罐具的不断更迭，其疗效不断得到验证，其应用经验逐渐累积，拔罐也由原来简单直观的经验疗法，逐渐发展为拥有系统中医理论支撑的全科疗法。

宇泉罐诊罐疗，就是李玉泉先生在传统拔罐疗法的基础上，经过三十多年的临床实践，创造发明的一项特色自然疗法。它最突出的亮点，就是不仅可以用罐治疗，还可以用罐诊断。只需要在背部脏腑功能区拔罐5分钟，根据拔罐后出现的罐印罐象，就能对五脏六腑、四肢百骸的疾病进行定位、定性、定量。诊断的结果，其病性、病位不仅可以跟传统中医的寒热虚实、阴阳表里相对应，还可以与西医学临床检查结果相对照；不仅能诊断出已经发生的疾病，还能对部分疾病做出提前预警。

大量的临床实践证明，宇泉罐诊十分了不起，不仅开创了用罐诊断的先河，而且这个诊断还很全面、准确，是前无古人的创新之举！

罐诊之外，李玉泉先生的过人之处还在于对罐具进行了全方位改良，将传统火罐发展为特色真空罐具。这种真空罐具，除了传统的拔罐功能，还融合了针灸、艾灸、点穴、玄针、按摩、注药、远红外线、磁疗等多项中、西医治疗方式，大大提高了治疗的效果。

依托功能强大的宇泉罐，以及李玉泉先生对中医传统外治领域的广泛了解和潜心钻研，宇泉罐疗在临床治疗方面亦取得了突破性的进展。针对各种常见病、多发病、疑难病，包括严重危害人类健康的心脑血管疾病、糖尿病等，李玉泉先生都摸索出了行之有效的方法。

救死扶伤之余，李玉泉先生致力于让宇泉罐诊罐疗走进医院、社区、大专院校乃至家庭，多年来培养了数万名拔罐人，他们活跃在大江南北、各行各业，薪火相传，生生不息。曾经走街串巷难登大雅之堂的拔罐，如今已跻身山西省非物质文化遗产代表性项目之列；"李玉泉罐诊罐疗传承工作室"已落地北京市门头沟区中医医院，成为医院的特色科室；宇泉罐诊罐疗作为中医适宜技术推广学习内容之一，计入北京市中医药继续教育学分；先生专著《中华宇泉罐诊罐疗学》图文并茂，是民间中医的临床实践精华，也是家庭自助养生的不二之选。

概括起来，宇泉罐诊罐疗堪称对中医拔罐的创造性转化、创新性发展，既有对传统拔罐的继承发扬，也有在罐诊领域的开天辟地，有对西方医学技术的借鉴，也有对中医多种外治方法的整合，是中西医结合运用于实践的成功范例，值得认真学习，大力推广，以惠及大众。

中国社会科学院健康中国和中医药国情调研组组长　陈其广

2024 年 6 月 23 日

前　言

拙作《中华宇泉罐诊罐疗学》自 2014 年问世以来，广受读者关注和好评。时隔十年，应广大罐诊罐疗爱好者和学习者的要求，《中华宇泉罐诊罐疗秘要》也将付梓出版。

《中华宇泉罐诊罐疗秘要》记录了笔者多年以来探索、发明和运用宇泉罐诊罐疗绝技的临床经验，以及由此引发的感悟和思考。第一章是宇泉罐概论；第二章是宇泉罐诊法；第三章是宇泉罐疗技法与应用；第四章是宇泉罐特色调理法；第五章是宇泉罐小儿常见病调理法；第六章是宇泉罐预防保健；最后附篇是宇泉罐诊罐疗的由来，笔者的感悟、思考穿插其中。这些内容主题各异，但目的只有一个：保护大众健康，造福社会。

笔者曾于生命垂危时以拔罐自救痊愈，此后三十多年，拔罐成为我奋斗一生的骄傲。拔罐不仅拯救了我的身体，也开创了我的事业，更成就我走上利人利己利众生的大道——我很健康，是因为拔罐；我能让别人健康，是因为拔罐；我正在传播健康的路上，也是因为拔罐。我从学会拔罐到研究拔罐、实践拔罐、发展拔罐、创新拔罐，乃至发明宇泉罐，多年来身不离罐，罐不离身。罐是我健康的法宝，罐是我生活的乐趣，罐是我人生的伴侣，罐是我事业的阶梯，罐是我帮助他人祛病魔保健康的法器……在发明运用宇泉罐的过程中，我与罐结下了深厚的感情。

希望借由本书把我对罐无与伦比的热爱传递给各位，愿大家能从书中各取所需，拔出希望，拔出健康，拔出财富，拔出精彩人生。

此时此刻，我要感谢我的徒弟李德武多年的坚持和坚守，以及学生孙丽娟和所有的读者、同事、朋友的支持和帮助，我更要感谢我的爱人，因为有她的支持和理解，我才能够了无羁绊，一往无前。

期待读者的批评与指正。拔罐路上，我愿与各位同行、共勉。

李玉泉

2024 年 6 月 20 日

目录

第四章　宇泉罐特色调理法

第五章　宇泉罐小儿常见病调理法

第六章　宇泉罐预防保健

第一章
宇泉罐概论

中医学中的拔罐，其历史悠久，源远流长，是中华民族传统文化的重要组成部分，是中华民族在长期的生产、生活和医疗实践中，认识生命、维护健康、防治疾病宝贵经验的积累和总结，是历代传承并发展创新的原创性医学理论体系，为中华民族的繁荣昌盛做出了巨大贡献。

拔罐作为中医学外治法的重要内容，以其取材方便、操作简单、实用有效的特点，从吸拔脓肿，到治疗腰腿疼痛、风湿痹痛等，一直被劳动人民广泛运用于日常生活。随着历史的变迁，罐具也在逐渐发生着变化，从先秦时期的兽角，发展到隋唐时期的竹罐、明清时期的陶土罐，以及近现代的玻璃罐、橡皮罐和真空罐等。

宇泉罐是笔者经过多年的临床实践和自我验证，在传统火罐的基础上，经过数次的迭代更新，融合多项中西医特色，守正创新，原创发明的一种特色真空罐具，具有材质新颖、结构巧妙、功能强大的特点。

宇泉罐诊、罐疗、罐法特色突出，具有诊断准确、疗效独特、作用迅速，以及简、便、廉、验的特点；其治疗手段多样，涵盖拔罐、艾灸、玄针、磁疗、注药、点穴等数种方法；治疗范围遍及内、外、妇、儿、骨伤、皮肤、五官、肛肠等科，与内治法有"殊途同归，异曲同工"之妙，对"不愿服药之人，不能服药之症"，尤其对危重病证，更能显示出其治疗之独特；罐法包括补、泻、调、大补和大泻，成功解决了拔罐"宜泻不宜补"的历史难题。

宇泉罐的问世，为宇泉罐诊的发明、宇泉罐疗的发展、宇泉罐法的创新提供了充分条件。宇泉罐诊的准确全面、宇泉罐疗的显著广泛、宇泉罐法的巧妙独特，无一不建构在功能强大的宇泉罐的基础之上，宇泉罐是宇泉罐诊罐疗体系的基石。

第一节　宇泉罐创新与特色

宇泉罐的问世，标志着罐具——特别是真空罐具的发展，进入了一个新的阶段。

宇泉罐是获得多项国家专利的特色多功能罐具，其在结构、材质、功能和治疗范围上，都与传统中医拔罐有着本质的不同。

宇泉罐的发展创新之路，源于20世纪90年代初，最初使用的是经过笔者自己验证后改良的玻璃罐具，即将截断的筷子固定在罐头瓶里，模拟针灸，刺激皮肤和穴位，以加强疗效。后为了减轻筷子对皮肤的刺痛感，将筷子换为圆形铁棍，再用万能胶固定在罐底。为了解决冬天罐疗时铁棍冰冷的问题，所以又尝试用布包住铁棍……经过不断实践创新，更新换代，宇泉罐逐渐发展为集诊断、治疗、预防、保健、康复、美容为一体的新型多功能诊治仪。

一、宇泉罐诊创新

宇泉罐诊技术创新地把罐具用于临床诊断，简化了中医诊断中的望、闻、问、切过程。只需短短的5分钟时间，即可准确查出脏腑的病因与病情的轻重。宇泉罐可对全身五脏六腑四肢百骸的疾病进行定位、定性、定量；既能知已病，知欲病，更能知未病，诊断的病性、病位结果不仅可以跟传统中医的寒热虚实、阴阳表里相对应，还可与西医学临床检查结果相对照；可以做到经络视觉化、脏腑透视化、骨骼影像化，揭开隐性疾病的根源，实现对疾病本质的认识，笔者将其称为"独创的五步诊断法"。

1.罐印诊断法

罐印诊断法是将宇泉罐叩拔在宇泉背部脏腑功能反射区，根据所呈现的颜色、印痕的变化来判断疾病的方法。该法可通过颜色、气色变化对疾病进行早期诊断，早期预防，早期治疗，特别是对严重危害健康的肿瘤、糖尿病、心脑血管疾病等，做到早期预警。

 粉红色　表示该功能区正常

 青　色　表示该功能区为寒证，提示风湿病

 红　色　表示该功能区为热证，提示炎症反应

 紫　色　表示该功能区为实证、瘀阻，提示病程已久

白　色　表示该功能区为虚证，提示供血不足

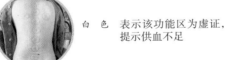

图1-1　宇泉罐印气色图示

2. 罐象诊断法

罐象诊断法是将宇泉罐叩拔在宇泉背部脏腑功能反射区，通过罐象出现的形状、形态、变化判断疾病的方法，可以对疾病做到定性、定位、定量、定指标。

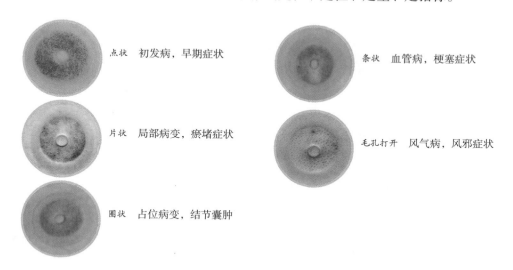

点状　初发病，早期症状

条状　血管病，梗塞症状

片状　局部病变，瘀堵症状

毛孔打开　风气病，风邪症状

圈状　占位病变，结节囊肿

图1-2　宇泉罐象形状图示

3. 综合诊断法

综合诊断法是将宇泉罐叩拔在宇泉背部脏腑功能反射区，根据所呈现出的颜色及影像、气色、形态的变化综合判断疾病的方法，可对疾病发生的原因、过程和预后的情况做出正确的判断。例如，当脾区、肝区、大肠区和小肠区同时出现红色罐印时，临床表现为大便稀、不成形。

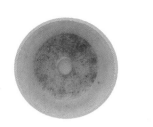 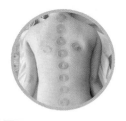

图1-3　综合诊断法图示

4. 微量元素诊断法

微量元素诊断法是将宇泉罐叩拔在宇泉背部脏腑功能反射区，通过所呈现出的气色、形态、颜色、色泽变化判断微量元素的方法，可查出人体生命微量元素的平衡状态。例如，当白色罐印出现在肺区时，提示缺碘，甲状腺功能减退；出现在心

3

区时，提示缺锌，生长发育迟缓；出现在脾区时，提示缺铁，可引起贫血、眩晕；出现在肝区时，提示缺硒，组织细胞缺氧；出现在肾区时，提示缺钾，可引起肌无力。

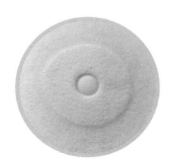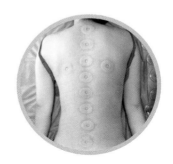

图1-4　微量元素诊断法图示

5.全息诊断法

全息诊断法是将宇泉罐叩拔在宇泉背部脏腑功能反射区，通过所呈现出的罐印、罐象、罐距，以及气色、形态、形状的变化来判断疾病的方法，可查出人体的神经、血液、骨骼系统及隐匿性疾病。叩罐后，当肺区、心区、胆区、胃区罐具发生移位，罐距变近时，提示脊柱粘连。

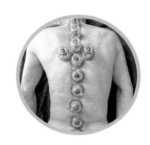

图1-5　全息诊断法图示

二、宇泉罐疗创新

宇泉罐疗在传统罐疗技术基础上取得了突破性的进展，在调理过程中，把导引、针灸、按摩、刮痧、注药、灸疗等多种中医治疗方法和西医学的磁疗、远红外线治疗结合在一起，既能排毒也能补气，切实有效，简便易行，远比单学一门中医或西医要简单得多。罐疗对各种常见病、多发病、疑难病，包括严重危害人类健康的心脑血管疾病、糖尿病、癌症等都能取得确切的疗效。宇泉罐独有的五种创新大大增加了调理效果。

1.拔罐诊断法的创新

宇泉拔罐诊断法的创新就在于"全息背穴诊断法"的创立，在人体背部确定的宇泉脏腑功能区叩罐，只需5分钟即可准确查出脏腑的病因与病情的轻重，对于占位性病变，亦可查出其位置及体积大小，以起到早期预防、早期诊断、早期治疗的最佳效果。

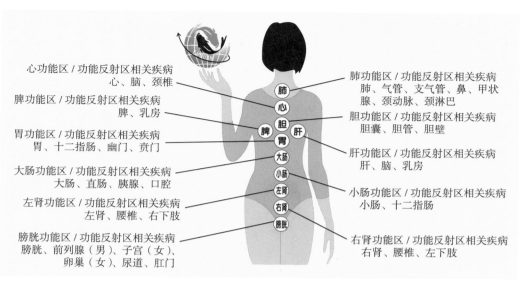

心功能区/功能反射区相关疾病
心、脑、颈椎

脾功能区/功能反射区相关疾病
脾、乳房

胃功能区/功能反射区相关疾病
胃、十二指肠、幽门、贲门

大肠功能区/功能反射区相关疾病
大肠、直肠、胰腺、口腔

左肾功能区/功能反射区相关疾病
左肾、腰椎、右下肢

膀胱功能区/功能反射区相关疾病
膀胱、前列腺（男）、子宫（女）、
卵巢（女）、尿道、肛门

肺功能区/功能反射区相关疾病
肺、气管、支气管、鼻、甲状
腺、颈动脉、颈淋巴

胆功能区/功能反射区相关疾病
胆囊、胆管、胆壁

肝功能区/功能反射区相关疾病
肝、脑、乳房

小肠功能区/功能反射区相关疾病
小肠、十二指肠

右肾功能区/功能反射区相关疾病
右肾、腰椎、左下肢

图 1-6　宇泉背部脏腑功能区定位标准图谱

2.药物渗透法的创新

宇泉罐药物渗透法的创新，打破了药物口服的局限，拔罐之后可根据需要，将药物直接注入罐内相应俞穴部位，在罐内负压作用下，局部血管扩张，血流量增加，血液循环加速的状态下充分地吸收药物、使药物直达病灶，并且避免了口服药物给人体胃肠等脏腑带来的不良反应。罐体注药还可以避免打针给患者带来的恐惧与交叉感染，具有注药不破皮的特点，可起到内病外治的作用。

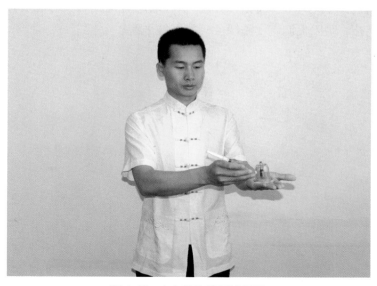

图 1-7　宇泉药物渗透法图示

3.脉冲玄针法的创新

宇泉脉冲玄针法的创新突破了传统针灸的方法，拔罐之后将针灸针从罐侧备用孔插入，与可以放射远红外线的磁柱接触摩擦，可以切割磁力线、改变磁场，从而达到疏通经络、打通血脉的针灸功效，此法针不入体，使人人都能针灸，便于家庭普及使用。

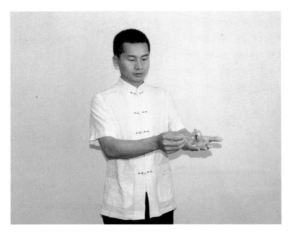

图1-8　宇泉脉冲玄针法图示

4.罐灸同达法的创新

宇泉罐灸法的创新，解决了千百年来拔罐宜泻不宜补的难题，拔罐的同时可以罐灸、罐灸同达、实现了一罐多穴、一罐多灸的双重效果，通过调整罐灸的高度、角度、温度就能达到对不同疾病的调理，如肿瘤患者实施罐灸时能泻，气血双亏者实施罐灸时能补，阴阳失调者实施罐灸时能平补平泻。

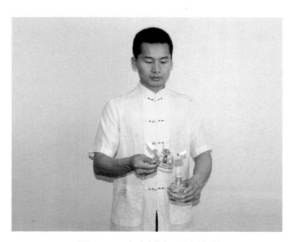

图1-9　宇泉罐灸同达法图示

5.全息调理法的创新

宇泉全息调理法的创新是把单独的拔罐、针灸、点穴、按摩、罐灸、药疗、磁疗等有机地结合在一起，针对不同的病证实施全方位的综合调理，以达到活血、化瘀、消炎、止痛、散结及靶向治疗的效果。

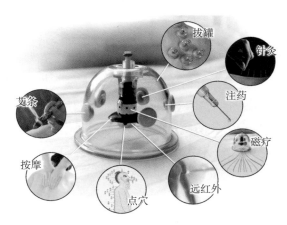

图 1-10　宇泉多功能罐图示

三、宇泉罐的特色

笔者在中华传统罐疗法的基础上，通过自己 30 多年的刻苦钻研，在数十万病例的反复临床实践下，积累了丰富的临床经验，独创发明了宇泉罐疗养生法，这是一种运用真空罐快速查病治病的新疗法，已形成一整套独具特色、功能齐全、完整成熟的罐诊罐疗理论体系和实践有效的操作方法，使传统罐疗有了新的突破。目前，宇泉罐在全国已得到广泛使用，深受群众的喜爱。其独有作用概括起来有以下几个方面。

1.宇泉罐诊断是全息理论的体现

传统罐疗鲜有诊断，而宇泉罐疗诊断便是其一大特色。宇泉罐疗诊断把全息医学发展为罐疗诊断的功能反射区，它与生物全息论有着密不可分的关系，只要在人体背部选择 11 个与五脏六腑相对应的区域，罐疗 5 分钟，便能根据罐疗后皮肤所呈现的不同色泽、形态，准确诊断相应脏腑的病变情况。根据生命全息理论，生命体上的每一个局部都带有生命整体的信息。正如一个细胞潜藏着人体全部的遗传密码一样。比如耳诊疗法，可以通过耳部的诊断调整全身的问题；比如足部反射疗法，可以通过双脚的局部诊治，调节全身的疾病。既然如此，人体背部这个比耳、足大得多的局部也一定带有人体生命更完整、更丰富、更准确、更容易捕捉的信息。宇泉罐疗诊断的全息性是有科学依据的，通过笔者 30 多年的临床实践总结，已形成一套完整的科学诊断理论，其前景不可估量。

2.宇泉罐功能齐全

是小小一种罐疗，却可以扮演一个全科医生的角色。既能预防、保健、诊断、治疗、康复，还有美容、减肥、抗衰、增寿的功能。而以上这一切，既无创伤，又无不良反应，还容易掌握。因此，这是一种既理想又难得的全科性自然健康疗法。

3.宇泉罐预防是中医治未病理念的体现

预防医学是以人群为对象，研究健康影响因素及其作用规律，制定疾病预防控制对策与措施，从而实现预防疾病、促进健康、延长寿命、提高生命质量的科学。宇泉罐疗预防疾病，治未病，防病优先，防微杜渐，首先就要知未病。通过叩拔后呈现的罐印，可以及早发现人体疾病的所在及亚健康状态下与疾病相关的症状，由此可知疾病未来什么阶段发生，什么原因引起，是因七情所致还是因六淫所扰，这些都可超前预警，同时可预知疾病发展的轻重缓急和预后，从而对未发生的疾病做到定位、定性诊断，尤其对危害生命的重大隐患如肿瘤、脑卒中、心脑血管疾病、慢性阻塞性肺疾病、糖尿病及占位性病变，都可以早预防、早干预，把疾病消灭在萌芽状态，使人远离疾病，拥有健康的身体，享受高质量的美好生活。

4.宇泉罐美容的独特性

宇泉罐之所以能美容，最根本的原因是可以调畅人体气血，改善微循环。调节人体内分泌，清洁内部环境，清除沉淀在皮肤深层的毒素及其他代谢产物，疏通细胞营养的供应渠道。宇泉罐可以激发和恢复肌肤自身的生理功能，同时排出气、血、汗、痰、垢、脂、毒七种瘀证，杀灭病菌，通经活络，调理脏腑，以内养外，标本兼治，从根本上祛斑祛痘，消除黑眼圈、鱼尾纹，达到美容的目的。宇泉罐疗美容罐法独特，不会在面部留下任何印痕，是其美容的一大特色。

第二节 宇泉罐的构造

宇泉罐对祖国传统的火罐罐具进行了科学技术改造，结合了中西医的优势，并与现代科学技术相结合，使其具有拔罐、针灸、艾灸、磁疗、点穴、按摩、注药、远红外等多种中医外治功能；同时，宇泉罐更具有诊断功能，既继承了中医学传统火罐的特色，又有开拓性的创新发展，让传统火罐有了质的飞跃。

结构上，宇泉罐增加了可滑动的磁柱，磁柱产生磁力，增加了药物的穿透力，同时还增加了按摩和点穴功能，磁柱套有红外线圈，可以提高治疗效果。罐体侧面有多个备用孔，备用孔装有皮塞密封，其功能多样，可以从孔向内注入药物，以配合药物渗透治疗，还可以从孔向内针刺与磁柱摩擦，切割磁力线，改变磁场，进行玄针磁疗，还可以从多个孔同时插针，针外悬挂艾条，配合拔罐进行艾灸。

材质上，磁柱包含远红线材料、永磁材料和悬磁材料，调理罐磁力与人体磁场匹配，罐疗效果大大提高，诊断罐提升磁力，使罐印罐象的显示更为清晰明了。

功能上，宇泉罐将单一的拔罐功能，拓展为拔罐、注药、磁疗、玄针、艾灸、按摩、点穴、远红外等综合治疗功能。

治疗范围上，宇泉罐取得了新突破，在内、外、妇、儿、皮肤、五官、神经、血液等科均可应用，能够治疗上百种疾病，对息肉、囊肿、肿瘤、糖尿病、心脑血管疾病等疗效显著。

罐操作上，宇泉罐有补、泻、调、大补、大泻五种手法，可自由切换使用，结合罐灸的运用，在提高罐疗效果的同时，也有效解决了拔罐"宜泻不宜补"的难题。

一、宇泉罐的结构

在结构和功能上，宇泉罐比传统罐具都有所改进和创新。宇泉罐罐体美观、大方、透明、耐用，罐顶装有自动泄压阀，罐内装有可滑动的磁柱，磁柱内有技术先进、可增加磁力和穿透力的特殊材料，磁柱下端加有远红外线材料的减压圈，罐体外侧有单个和多个备用孔，备用孔上装有含陶瓷粉的橡胶白皮塞。

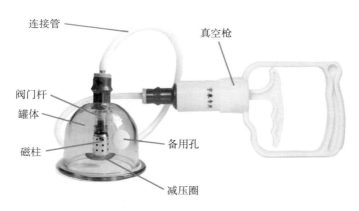

图 1-11　宇泉罐介绍图示

图解：
罐体：透明、耐用、易消毒，便于观察罐内皮肤变化。
阀门杆：用抽气枪排空罐内气体，调节负压。
磁柱：选择对人体有益的永磁材料，起到磁疗和点穴作用。
减压圈：在体温下发射远红外线，有医疗保健作用，同时还有缓解罐体内负压、减轻疼痛和按摩的作用。
备用孔：可玄针、注药、艾灸等。
抽气枪：调节罐内负压。
连接管：在自己不便直接拔罐的部位（如背部、腰部），可使用连接管。

二、宇泉罐具的特点

①罐具尺寸多样，由1号、2号、3号、4号等罐具组成，适用于人体多部位叩拔。②罐体透明，方便罐诊时随时观察皮肤表面罐印、罐象、气色、形态的变化。③罐口平滑：适用于走疗、闪疗、留罐等，不疼痛。④罐内负压可调节，可调、可补、可泻，应用自如。⑤罐内磁聚热能，叩罐后罐体内的温度可升高3～4℃，起到温经活血的作用。⑥罐具经久耐用，不怕摔打（自然落地不损坏）。⑦罐具质量较轻，携带方便。⑧罐具品种多样、适用范围广。

第三节　宇泉罐的专利与种类

一、宇泉罐获得的国家专利

以全新理念研制开发的多功能宇泉罐疗诊治仪系列产品，获得了中华人民共和国国家知识产权局颁发的《实用新型专利证书》（专利号：ZL200420047769.0；ZL201120026559.3；ZL201130016003.1；ZL202020719510.5）、中华人民共和国原国家工商行政管理总局商标局颁发的《商标注册证》、山西省药品监督管理局颁发的《中华人民共和国医疗器械注册证》及山西省药品监督管理局颁发的《中华人民共和国医疗器械生产企业许可证》，是国家认可、合法生产的专利产品。

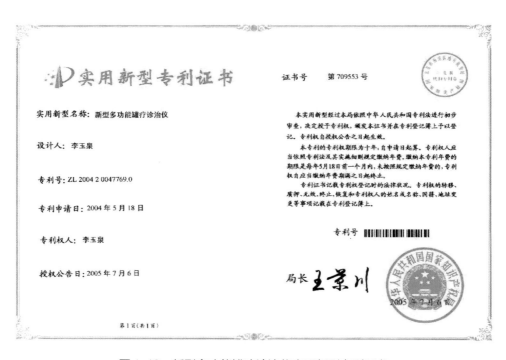

图1-12　新型多功能罐疗诊治仪实用新型专利证书

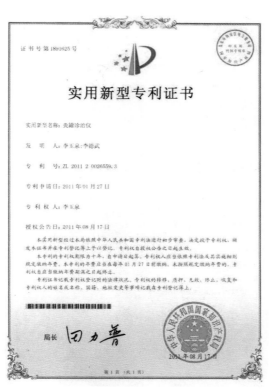

图 1-13　灸罐诊治仪实用新型专利证书

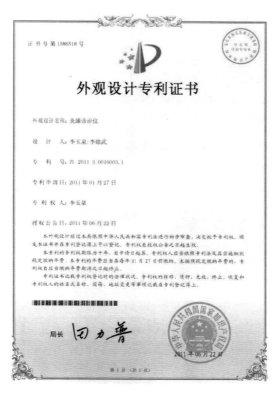

图 1-14　灸罐诊治仪外观设计专利证书

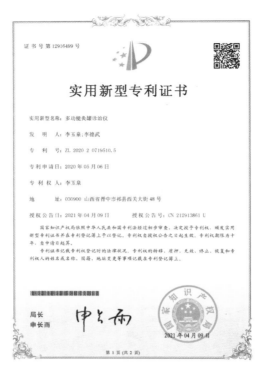

图 1-15　多功能灸罐诊治仪实用新型专利证书

二、宇泉罐的种类

1. 宇泉罐疗诊断仪

根据中医经络学、藏象学、全息学原理,在人体背部选择五脏六腑的功能反射区叩罐 5 分钟,即可准确查出全身的疾病和亚健康状态,无创伤、无痛苦、无不良反应、快速准确。

宇泉 11 型罐具诊断仪是在调理罐具基础上增加了磁力,使罐诊时出现的图像更清晰,并加强了罐具杀菌、消毒、抗感染的功效。

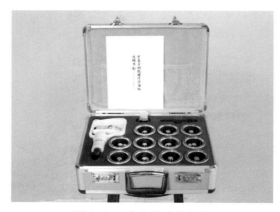

图 1-16　宇泉罐疗诊断仪

2.宇泉多功能诊治仪

宇泉 27 型多功能诊治仪是针对人体的身体状况，将罐内磁力与人体的生物磁场相匹配，并在每个罐具内配置了远红外负压圈、五行磁柱，以起到按摩、缓解罐体内的负压、减轻疼痛、改善微循环和提高机体免疫功能等作用。

本产品是一种特殊的医疗器械，能把体内的风、寒、湿、热、毒排出体外，体内的病理反应产物也随之排出。起罐后请将罐具认真消毒。本产品应专人专用。

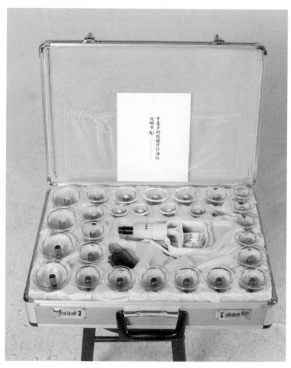

图 1-17　宇泉多功能治疗仪

3.宇泉罐灸多功能诊治仪

宇泉罐灸诊治仪结构简单，使用方便，安全可靠。该产品把中医外治法的针灸、点穴、按摩、拔罐、磁疗、远红外线、灸疗有机地结合在一起，增加了中医内病外治的新内容。宇泉罐灸仪的发明解决了千百年来拔罐宜泻不宜补的难题，同时，宇泉罐灸还开创了拔罐治疗大病的先河。

宇泉罐灸可以做到罐灸同达、一罐多穴、一罐多灸。而整个施罐过程，灸温能始终保持恒定，不会因为操作不当产生温度或高或低的问题而影响疗效。

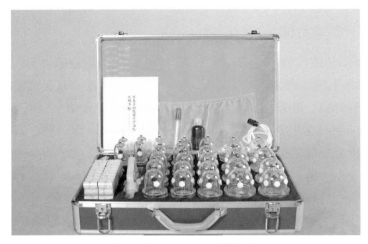

图 1-18　宇泉多功能罐灸仪

4. 宇泉多功能抗衰保健仪

　　深海抗衰可以调节身体水液代谢能力，提升深层细胞的自噬力，唤醒自愈力，提高人体免疫力，使人恢复年轻态，以达到延年益寿、抗衰防老的目的。宇泉多功能抗衰保健仪（三十六型）是专为宇泉深海抗衰定制的特色罐具，包括宇泉 4 号罐 20 个，3 号罐 10 个，3 号二星灸罐 5 个，1 号五星灸罐 1 个。

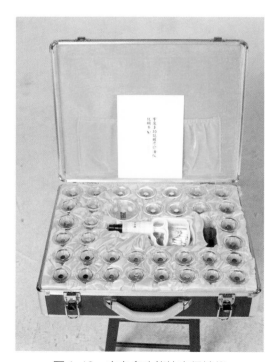

图 1-19　宇泉多功能抗衰保健仪

第四节　宇泉罐独创罐法

宇泉罐法的创新，是在中医阴阳学、气血学、五行学术理论的指导下，根据不同性别、不同年龄、不同体质、不同疾病，实施不同的罐法。

罐诊的准确性和罐疗的有效性，关键在宇泉罐法的实施，不同的罐法会产生不同的效果。反之，要想达到不同的罐效作用，就要实施不同的罐法。所以，罐法是达到罐效的过程，罐效是实施罐法的结果。宇泉罐法既不神秘，也不难学。施罐者只要掌握宇泉罐法的基本操作要求，就能取得显著的疗效。

宇泉罐法是指以准确诊断、有效治疗、保健养生为目的，结合宇泉罐器严格按照规定标准，在人体特定部位、腧穴及阿是穴等位置进行拔罐操作的方法。

宇泉罐法的创新，极大地提高了罐疗的效果，彻底改变了传统拔罐宜泻不宜补的难题，宇泉罐法的创新，使罐疗技法的理论得到了升华，罐疗技术得到了提高。宇泉罐法能调、能补、能泻、能大补、能大泻，临床可根据每个人不同身体情况，制订出宇泉罐疗综合调理方案。宇泉罐法开创了拔罐法的新纪元，是中医外治法上的又一里程碑。

多年的实践证明宇泉罐可以天天用、按疗程用、按疾病用，拔罐后不疲劳、不乏力，使人精力充沛，思维敏捷，声音洪亮，激发人体自愈的本能，使症状消失，指标正常，身体恢复健康。

一、宇泉罐法简介

宇泉罐法是指拔罐操作的手法，分为补、泻、调、大补、大泻法，通过提拉、点压交替操作来实现。不同的罐法是决定罐疗疗效的关键因素。施罐者只要拔罐抽气力度均匀不断气，提拉点压罐压直达病灶部位，就能达到满意的效果。

罐器不是简单的工具，而是手臂的延伸，施罐者要身不离罐，罐不离身，以身试罐，勤学苦练。假如施罐者不是亲自体验，亲自操作，很难知道其中的奥妙，所以要练到身罐合一，意到气到、气到力到、力到功到，因病施罐，才能做到罐到病除。

合格的施罐者在罐诊时一定要掌握其标准手法，这样才能达到罐诊准确，罐疗有效，罐法有作用的目的。

二、宇泉罐法原理

事物的本身都有正反两方面，有阴必有阳，有天必有地，有男必有女，有上必有下，有前必有后。以呼吸为例，呼为出为阳，吸为入为阴，一出一入，呼浊吸清，吐故纳新，促进气的生成，调节着气的升降出入运动，从而保证了人体新陈代谢的正常进行。

　　宇泉罐法运用真空抽气枪叩拔，抽气枪的一抽一放，一出一入，就像呼吸运动的过程，抽气为出、为阳、为补；放气为入、为阴、为泻；一出一入，阴阳二气在宇泉罐内交换能量，进行阴阳二气的调和。

　　在临床操作中，施罐者根据不同体质、不同性别、不同年龄、不同病理特征，实施不同的宇泉罐法治疗，针对体质虚弱者，抽气叩拔可以出少入多；针对体质实热者，抽气叩拔可以出多入少。升阳降阴，阴阳二气在罐法的交换过程中，使身体的阴阳达到平衡。拔罐抽气的过程，也是人体的二气交换能量的过程，其目的是使人体的正气不漏，邪气不入，所以针对不同的病，不同的证，可以实施针对性的罐法操作。

　　宇泉罐器特有的构造——罐内悬浮磁柱，以媒介的作用传递信息能量，架起罐器与人体的桥梁纽带。只要按照具体的方案操作，就能收到满意的效果。

三、宇泉罐法姿势

　　施罐者实施罐法操作时，要求全身放松，面带微笑，双脚踏平，手肩同宽，含胸拔背，沉肩坠肘，两手自然下垂，右手握枪，左手提罐，以腕力带动指力，以小臂带动大臂，垂直提拉，把罐合于皮肤，使其牢不可脱。

　　宇泉罐法的韵律之美，在于施罐者的操作熟练程度和对罐法的理解及精准把握。上罐时握枪稳，抽气有力，罐速均匀，动作柔和，四者能够兼顾，罐法就到位了，罐法是罐效的保障，所以，要成为一名优秀的罐疗师，就要深刻理解和熟练掌握罐法的要领。

　　宇泉罐法集中体现在抽气时的提拉、点压、捻转、交替、节奏、频率等方面，根据罐调对象的体质、症状、年龄、性别、胖瘦等，充分发挥罐法的有效性，以人为本，对症施罐，以保证罐达病灶，罐到病除的目的。

四、宇泉罐疗手法

　　宇泉罐疗手法是决定罐疗疗效的关键因素，只有抽气均匀不断气，压力直达病灶部位才能达到满意的效果。宇泉罐疗调理时施罐者应站直，手臂放松，垂直提拉，做到柔中有刚、刚中有柔，既能减轻

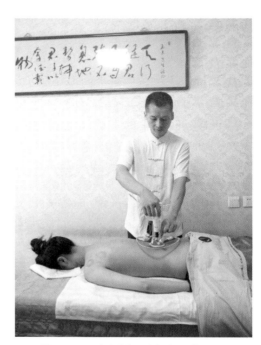

图1-20　宇泉罐垂直提拉叩拔图示

疼痛感，加强舒适度，又可以避免施罐者腕关节、手指关节的劳损。

1.补法

【操作方法】右手握枪，手臂放松，垂直提拉，用腕力带动指力，缓慢抽气三下，抽气要均匀不断气，此为宇泉罐疗补法。留罐时间在 15 分钟之内。

【使用对象】正气不足、营养不良、气血亏虚之人，以及重症患者。

2.泻法

【操作方法】右手握枪，手臂放松，垂直提拉，用腕力带动指力，均匀快速抽气三下，不断气，此为宇泉罐疗泻法。留罐时间在 16 分钟以上。

【使用对象】各种疼痛、气滞血瘀、增生、肿瘤等患者。

3.调法

【操作方法】右手握枪，手臂放松，垂直提拉，用腕力带动指力，抽气均匀，第一下慢抽气，啄住皮肤，接下来快速抽气两下，不断气，为宇泉罐疗调法。留罐时间为 16 分钟。

【使用对象】亚健康人群、养生保健者。

4.大补法

【操作方法】右手握枪，手臂放松，垂直提拉，用腕力带动指力，均匀抽气，用左手握住操作的罐具，第一下抽气啄住皮肤，之后左手与右手同时垂直向上提拉，慢慢地抽气四到五次，不断气，为宇泉罐疗大补法。留罐时间为 15 分钟。

【使用对象】神经衰弱、失眠、气血双亏、神经痛等患者。

5.大泻法

【操作方法】右手握枪，手臂放松，垂直提拉，用腕力带动指力，均匀抽气，用左手握住操作的罐具，第一下抽气啄住皮肤，之后左手与右手同时垂直往下点按，快速抽气四到五次，不断气，为宇泉罐疗大泻法。留罐时间为 18 分钟。

【使用对象】肥胖、气血瘀滞、风湿、肿瘤等患者。

五、宇泉罐法的辅助手法

1.留罐法

留罐法也称坐罐法，是历史最悠久、使用最广泛的一种罐法。留罐法分单罐法和多罐法。

单罐法即用一个罐治疗疾病的方法，一般用于治疗病变范围比较小或取穴较少的疾病，如感冒拔大椎，牙痛拔颊车，头痛拔太阳，痈疖溃脓期拔患处以排脓等。

多罐法即多个罐同时并用，一般用于病变范围比较广泛或选穴较多的疾病，可以采用各种拔罐方法。如腰脊部软组织劳损疼痛面积比较大，在疼痛部位拔多个罐就较单个罐效果好。留罐的时间应根据患者的皮肤、部位、年龄、拔罐吸力等情况而定。

2. 闪罐法

闪罐法是临床常用的一种手法，一般多用于皮肤不太平整、容易掉罐的部位。具体操作方法是用抽气枪将罐拔于施术部位，然后将罐立即取下，如此反复吸拔多次，至皮肤潮红为止。通过反复地吸拔，使皮肤反复地紧、松，反复地充血、不充血、再充血，形成物理刺激，对神经和血管有一定的兴奋作用，可增加局部血液循环，适用于肌肉萎缩、局部皮肤麻木酸痛或一些较虚弱的病证。

3. 走罐法

走罐法又称运罐法、推罐法及滑罐法等，一般用于治疗病变部位较大、肌肉丰厚而平整的部位，也可在一条或一段经脉上拔罐时应用本法。走罐法宜选用宇泉 2 号罐，罐口应光滑平润，以防划伤皮肤。交替反复操作时，先在将要施术的部位涂适量的介质，然后用抽气枪将罐吸拔于皮肤上，循着经络或需要拔罐的线路来回推罐，直至皮肤出现瘀血。操作时应注意根据患者的病情和体质，调整罐内的负压，以及走罐的快、慢、轻、重。罐内的负压不可过大，否则走罐时由于疼痛较剧烈，患者无法接受。推罐时应用力均匀，以防罐体漏气脱落。

4. 摇罐法、转罐法、提罐法

这三种罐法都是在留罐法的基础上发展而来的。摇罐法的操作方法是先将罐叩拔在皮肤上，然后均匀而有节奏地摇动吸拔在皮肤上的罐具。这样反复地牵拉，增加了对穴位或皮肤的刺激量。摇罐时应注意用力柔和、适度，不宜过快，摇动的角度要适宜，太大容易把罐摇掉或者使患者不能耐受，太小达不到刺激量，起不到摇罐的作用。

转罐法与摇罐法相似，较摇罐法力量大、刺激性强。先用抽气枪将罐吸拔于皮肤上，然后手握罐体，来回转动。操作时手法宜轻柔，转罐宜平稳，防止掉罐，转动的角度要适中。角度过大患者不能耐受，过小无法达到刺激量。由于转罐法对穴位或皮肤可以产生更大的牵拉刺激，加强了血液循环，增强了治疗效果，故多用于穴位治疗和局部病症的治疗。注意罐口平滑以避免转动时损伤皮肤。转罐法可以与走罐法配合使用，操作时可以给皮肤涂适量的润滑油，以减轻疼痛。

提罐法与摇罐法、转罐法相似，也是为了增强对皮肤和穴位的刺激，促进血液循环，操作时先用抽气枪将罐吸拔于皮肤上，然后将罐上提，拉动皮肤，再恢复原样，这样反复、轻柔、均匀地来回提拉多次，直至皮肤出现瘀血，常用于腹部的穴位。提罐法应注意用力适中，力量过大容易把罐拔掉，过小则达不到刺激量。

5. 拔疱法

拔疱法是在留罐法的基础上使被拔部位产生大小不等的水疱。本法与灸法中的发疱灸相类似，但所拔疱局限在表皮，患者痛苦不大，痊愈后不留疤痕。具体操作方法与留罐法相同，只是负压强而持久，使皮下产生数个水疱，一般以小米或绿豆大小的密集的小水疱为好，起罐后不必将水疱挑破，一般在 5 天内即可消失。水疱较大，可刺破后再用无菌棉棒挤压，把液体挤压干净即可，但注意不要用手抓以免把皮弄掉，洗澡时也要避免把皮擦掉。处置得当，不会出现感染现象。有时患者会感到局部发痒，应嘱患者不要搔抓，一般数日后即可痊愈，不留疤痕。

临床观察证实，发疱与罐内负压的大小及留罐时间的长短成正比，还与疾病的性质及患者的体质有关。一般体内风寒湿邪较盛者容易起疱，皮肤细嫩的患者及儿童容易起疱，心脏病患者在巨阙穴及心俞容易起疱，慢性胃炎患者在中脘穴和胃俞穴容易起疱，哮喘和咳嗽的患者在肺俞穴容易起疱。应注意此法应先与患者说明情况，征得患者的同意后方可施行，否则易造成误解。

6. 刺络拔罐法

刺络拔罐法是刺血与拔罐相结合的一种治疗方法。临床常用的有拔罐配合针挑放血、三棱针刺血和梅花针刺血等。

针挑拔罐法即拔罐配合针挑疗法治病。操作方法是先对选择好的穴位进行常规消毒，用针挑破皮肤的表层，然后在针挑部位拔罐，留罐 10～20 分钟，拔出少量恶血，起罐后用无菌棉球擦净血迹，挑治部位可用创可贴敷盖，1～2 天后即可愈合。

三棱针刺络拔罐法即拔罐配合三棱针刺血疗法。操作方法是先选好穴位，行常规消毒，用三棱针点刺皮肤，然后在刺破部位拔罐，留罐 10～20 分钟，拔出一定量的血液。本法适用于热邪壅盛，痰阻窍闭等热证、实证。

梅花针刺络拔罐法是拔罐配合梅花针治疗疾病的方法。操作方法是根据病情选好穴位，进行常规消毒以后，以梅花针叩击数次，根据病情至皮肤出现潮红或有点状血液渗出为止，然后用宇泉罐吸拔，留罐 10～20 分钟。本法适用于一些局部瘀堵及皮肤相关疾病。

第五节 宇泉罐的操作方法

一、宇泉罐操作特点

1.罐诊检测，定位准确

宇泉罐诊是专业罐疗师了解患者身体健康与否的重要技能方法，也是最基本、最重要的临床实践活动，没有正确、规范、完善的罐诊，就没有正确、恰当、合理的罐疗。通过专业的罐诊检测，充分了解身体的健康状况，就能定位准确，找到引起身体不适的原因。

2.拔罐有方，标本兼顾

宇泉罐诊将中医的辨"症"与西医的辨"病"相互融合、取长补短，并建立科学、完善、标准的罐诊体系，医者可根据患者不同的个体情况制订个性化的罐疗方案，不同的人、不同的病、不同的体质，罐疗方案也不相同。

3.罐疗技法，全面施治

宇泉罐疗经过多年的潜心研究与临床实践，把中医外治法与现代科技有机结合，在明确病因后，运用宇泉罐疗技法，综合各种外治法进行调节，达到治与防的双重功效。

4.罐法显效，精益求精

运用专业的宇泉罐法，针对不同的人，实施补、调、泻不同手法，进行全面调理，增强免疫力，巩固治疗效果。治疗后医者应对患者的生活、饮食、精神等进行指导和调理，以消除诱发因素，预防复发。

5.治病求本，轻松享受

现代人承受着种种来自环境、情绪、身体、精神的各种压力，导致"文明病"的产生。宇泉罐疗通过温馨的环境、专业的技术、用心的服务使患者获得身、心、灵之整合性疗效，可以帮助患者身心纾解，促进新陈代谢，达到身体健康心情愉悦的效果。

二、宇泉罐操作要领

1.环境选择

保持清净、空气新鲜、光线柔和、冷暖适宜的室内环境。过热时也要避免直接吹穿堂风；过冷时应盖上毛巾被等保暖。

2.器具准备

根据病情及部位，选择适宜口径的罐具，一般口径和容积大则吸附力大，口径和容积小则吸附力小。所以，胸、背、腰、臀、大腿部位及身强体壮、新病痛症的患者多选大罐；颈、肩、上肢、小腿，以及瘦弱的成年人，老年人，久病重病的人群，儿童的胸、腹、腰、背、大腿等部位，则选用中罐；头面部、关节部位、掌背、手背，以及体弱多病人群，儿童的腹部、前臂、小腿、颈、肩等部位，则选用小罐。

使用前须检查真空枪和罐具阀门等，还要准备润滑油、密封膏、酒精棉、药液等。

3.医患配合

罐疗前医者应向患者介绍罐疗的原理、常识，消除其紧张情绪，使患者全身放松、精神集中、心平气和。拔罐负压可逐渐加大，拔罐过程中，医者应随时观察罐内和患者的反应变化，根据不同情况，做出相应处理。应尽量做到医患合作，以提高疗效。

4.体位要求

患者体位对正确取穴和进行罐疗操作也有一定的影响，体位的选择更为重要，如体位不当可使医者叩罐困难，也影响罐体的密封，易发生罐体脱落，影响调理效果。因此，选择适当的体位具有重要的临床意义，以患者舒适得体、持久、便于医者操作为宜。常选择如下体位。

（1）仰卧位

患者自然平躺于床上，上肢平放于体侧，或屈曲搭于腹侧，下肢自然分开，膝下可垫以软枕。此体位适用于头面、胸腹、上肢内（外）侧，下肢前面、内（外）侧部位的拔罐治疗。

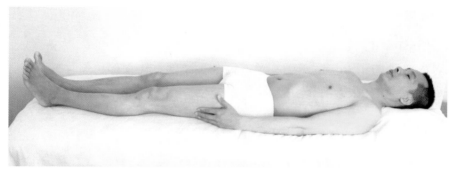

图 1-21　仰卧位

21

（2）俯卧位

患者自然俯卧床上，胸前颌下可垫以软枕（也可不垫），踝关节下也可垫以软枕。适用于颈、背、腰、臀及双下肢后侧拔罐治疗。

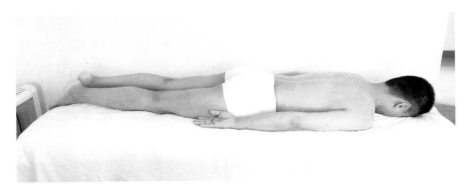

图 1-22　俯卧位

（3）侧卧位

患者自然侧卧于床，双下肢屈曲，前臂下可垫以软枕。适用于颈、肩、胁肋、髋、膝及上下肢外侧拔罐治疗。

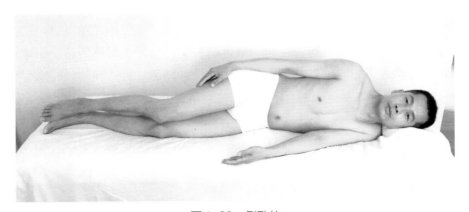

图 1-23　侧卧位

（4）侧坐位

患者侧坐于椅子上。适用于头顶、前额、面部、枕骨部、颈背、前胸、肩臂、腿膝、足踝等部位的拔罐治疗。

5.清洁暴露

应尽可能暴露要进行叩罐的部位，并对其进行清洁：有汗液者要擦干，有较长且粗的毛发者，宜刮净或用润滑油密封，以防漏气。

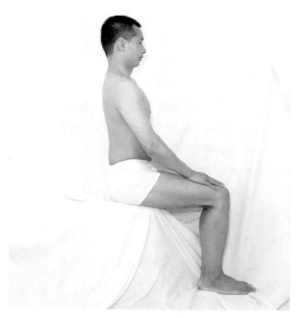

图1-24　侧坐位

6. 明确诊断

正确地诊断疾病是调理好身体的前提，对治疗疾病有重要的指导作用，对证下罐，可以起到事半功倍的效果，如此便可罐到病除。根据5分钟罐诊结果开出调理方案指导临床调理，并做好记录。

7. 起罐方法

调理完毕后，医者用手指拉动气阀排气，操作时应动作轻柔，将罐稍倾斜，边摇边起，再用罐边轻轻按摩患部或穴位，切不可生拉硬拔，以免损伤皮肤，产生疼痛。起罐后，局部皮肤常出现水珠，可用棉球擦干，若有水疱，可用无菌针刺破，挤出液体，皮肤下出现紫红斑点属正常反应，无须特别处理。治疗全部结束后，应嘱患者喝杯热水，休息5～10分钟，避风寒，以确保疗效。

8. 宇泉罐操作时间

背部（或胸前）上罐时间2分钟内完成。背部留罐时间：16分钟。胸前留罐时间：15分钟。小儿留罐时间：胸前、背后各12分钟。

9. 宇泉罐操作疗程

一般每天1次，10次为一疗程。建议调理三个疗程，每个疗程之间要休息2～3日。

三、宇泉罐注意事项

（1）不同的体质、不同的病证，以及运用不同的手法罐疗可使皮肤局部出现小水疱、小水珠、出血点、瘀血，有时局部出现瘙痒，均属正常排毒反应。一般如出现白水疱，说明体内有寒气；如出现黄水疱，说明体内有药毒；如出现紫红血疱，说明体内有瘀肿。无须停止调理，用消毒针把水疱、血疱刺破挤出液体即可。随着身体好转，瘀斑、水疱会慢慢消失。

（2）罐疗后 6 小时之内不宜洗澡，不宜喝冷饮、吃冷食。饭前饭后半小时内不宜调理。

（3）调理过程中出现身体局部发痒、疼痛、乏力、嗜睡等，均属于正常现象，不必惊慌，要坚持调理。调理期间饮食要清淡，适当运动，心态平稳，睡眠充足（早睡早起），避免性生活，尤其肿瘤患者，应逐步摒弃不良的生活习惯，以确保疗效。

（4）罐疗过程中，患者出现面色苍白、出冷汗、头晕目眩、心慌心悸、恶心呕吐、四肢发冷等症状，此为晕罐。遇到晕罐现象时，应立即停止拔罐，让患者平卧，饮温开水或糖水，休息片刻，多能好转。晕罐严重者，叩拔内关、三阴交即可缓解。

（5）临床调理反应

第一疗程身体反应明显，因身体处于不健康状态，通过罐疗的作用将身体经络打通后，体内能量消耗加快加大，调理 3～5 天身体感到乏力有困倦感，这种反应为瞑眩反应，是疾病好转的反应，可通过饮食来补充能量；再继续调理 8～9 天患者会出现兴奋感，精神状态好转，晚上兴奋期延长 2～3 小时。以上都是正常现象，是体内建立新的健康平衡的开始，患者会感到精神转佳，四肢轻松有力。

第二疗程疗效变化缓慢，身体感觉不明显，因为身体经络的疏通，体内形成了一个新的平衡，症状逐渐消失，身体代谢加快，此阶段为体能增长过渡期。

第三疗程是体能恢复新平衡期，患者食量增加，睡眠质量提高，精神愉快，身体轻松有力，过去的不健康状态基本消失，患者基本恢复健康。

第四疗程为巩固调理期，以调、补为主，使患者体内长期的瘀积、亏缺得到更好消除和调养，从而助患者走上健康之路。

（6）患者经过调理，身体恢复到最佳状态后，平时还要注意休养，以保证调理效果，并最好在每季初调理 1～2 个疗程，每年进行 4～6 个疗程的调理，以达到健康长寿的目的。

（7）宇泉罐疗系列产品应专人专用，避免交叉感染。

四、宇泉罐保养维修

1.真空枪的定期保养维修

①将枪拆卸开，将筒内壁、弹簧、拉杆、黑皮垫上的污垢擦净。②在黑皮垫上滴少许油脂以起到润滑作用，然后将真空枪安装好并擦净表面。

2.宇泉罐的定期保养维修

①准备一盆温水，滴入适量消毒液。②将罐内各零部件拆卸并分类，泡入兑好消毒液的温水中。③将罐体及小部件的各个表面擦洗干净。④用温水再清洗一遍。⑤自然风干或用干净的毛巾把配件擦净后重新组装，组装时若发现有损坏的零件应及时更换。

第二章
宇泉罐诊法

　　宇泉罐诊法之所以选在人体背部，源于西医学的背部神经丛理论和中医学督脉主导一身阳气的理论，背部与人体内脏有着微妙、具体又直接的联系，而督脉与膀胱经分别位于脊柱正中和脊柱两旁，贯通全身。足太阳膀胱经是人体最长、穴位最多的一条经脉，分布着 12 个背俞穴。背俞穴是五脏六腑之气输注于背部的穴位，这些穴位和脏腑本身的分布位置相对应，是脏腑器官的反应点。督脉在人体背部总督一身之阳，6 条阳经与督脉交汇于大椎，是人体阳脉之海。督脉和膀胱经是人体生命信息最集中的地方，这使得人体背部成为经络透视脏腑的窗口，加之人体背部面积较大，是拔罐诊断治疗疾病的最好平台，所以宇泉罐诊选在人体的背部，并确定了 11 个与脏腑相对应的功能区，称为宇泉背部脏腑功能区。

第一节　宇泉罐诊基础

　　当人体脏腑发生病变时，异常的状态会通过体表组织的变化体现在背部相应的功能区上。因此，通过在背部脏腑功能区叩罐，对其产生物理刺激，激发经气的感应传导，同时用泻的操作手法诱导经气外泄，可在背部相应的功能区上形成罐印、罐象。根据"从象测脏""视其外应，知其内藏""脏居于内，形见于外"的藏象理论，宇泉背部诊断法既体现了整体与部分的形态对应关系，也体现了"牵一发而动全身"的全息特性。叩罐后局部所呈现的颜色变化叫罐印，而呈现出的瘀斑及瘀斑的大小、形状、形态、色泽，以及皮肤表面的凹陷或隆起、毛孔张闭等现象叫罐象。罐印、罐象相互联系，密不可分，是宇泉罐诊的依据。通过对罐印、罐象的观察分析，可以透视人体脏腑、官窍、肢体的状态，并诊断出功能区对应脏腑及相关组织器官的疾病、证候。

一、宇泉罐诊方法

宇泉背部诊断法遵循藏象学、经络学及解剖学的原理，通过在背部的脏腑功能区叩罐 5 分钟，便能根据拔罐后不同位置皮肤上的罐印所呈现的色泽、形态，完成对五脏六腑、四肢百骸的疾病进行定位、定性、定指标的全面诊断。宇泉罐诊坚持整体观察、综合诊断、细分病因的原则，对五脏六腑及所属官窍、肢体的疾病，分别做出正确判断。

二、宇泉背部脏腑功能区定位法

笔者 30 多年通过对数十万患者的罐诊罐疗临床实践，发现在人体背部有 11 个脏腑功能区全息穴，与人体 11 个脏腑相对应。在 11 个脏腑功能区（简称功能区）叩拔宇泉罐所呈现的罐印、罐象与对应脏腑的生理、病理变化有着密切的关系。这 11 个功能区，是宇泉背部罐诊的重要部分。

这 11 个功能区分别是：肺功能区（肺区）、心功能区（心区）、胆功能区（胆区）、肝功能区（肝区）、脾功能区（脾区）、胃功能区（胃区）、大肠功能区（大肠区）、小肠功能区（小肠区）、左肾功能区（左肾区）、右肾功能区（右肾区）、膀胱功能区（膀胱区）。这 11 个功能区在人体背部本身是存在的，因为是在宇泉罐诊罐疗临床实践中发现的所以叫宇泉背部脏腑功能区，这是宇泉背部脏腑功能区的定位诊断的基础。

三、宇泉背部脏腑功能反射区定位法

宇泉脏腑功能反射区是脏腑功能的组成部分，其定位诊断是在功能区的基础上，对脏腑、组织、器官、肢体、官窍进行更为细化和准确的判断，以达到对疾病定位、定性、定量、定指标的诊断目的。

宇泉脏腑功能区定位已形成了较为独立的、系统的、标准的诊断体系。宇泉功能反射区罐诊与中医的藏象学及西医的解剖学有着本质上的区别。宇泉脏腑功能反射区的定位既包含中医藏象体系，又包含西医解剖学体系，最终形成了独具特色的宇泉脏腑功能反射区定位体系。

各个功能区还可以分解成若干个小区，每个小区称为这个功能区的功能反射区，每个功能区对应着人体的脏腑，而每个功能反射区对应脏腑及脏腑所属的官窍、肢体，以及紧挨这些官窍、肢体的其他器官，是属于脏腑器官功能的全息反射，所以也叫功能反射区（简称反射）。比如肺区，所属官窍器官反射区有左肺、左肺上叶、左肺下叶；右肺、右肺上叶、右肺中叶、右肺下叶；支气管、左支气管、右支气管；鼻腔、喉咙等。而食道、扁桃体、甲状腺、淋巴等属于肺区的全息反射区。

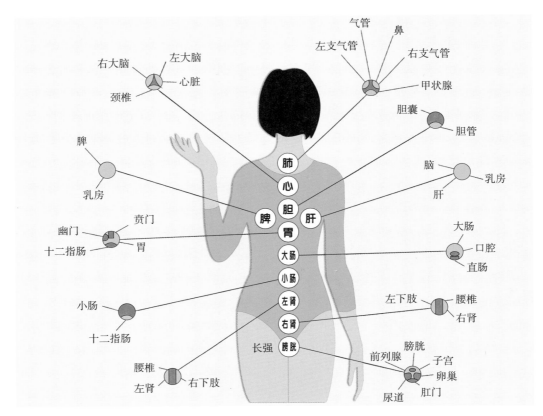

图 2-1　宇泉背部脏腑功能反射区定位

第二节　宇泉知未病罐诊法

宇泉知未病罐诊法，是在人体背部的 11 个脏腑功能区同时叩拔宇泉罐 5 分钟，起罐后通过观察叩拔处皮肤气色、形态的变化，进行体质辨识，对脏腑功能的亚健康状态定位、定性，明确疾病将来发生时间和发展进程，特别是对危害健康的很多疾病，大到肿瘤、糖尿病，脑卒中，小到感冒，都能早发现、早预警，切实将"未病先防"的理念落到实处。

一、宇泉脏腑功能区知未病罐诊法

1. 肺功能区诊断法

粉红色罐印：反映肺功能反射区的功能正常，表示肺气足，有魄力，呼吸顺畅，患者通常面色红润，精神焕发。

红色罐印：提示肺热证，常见胸部胀闷，咳而不爽，呼吸道炎症，口渴，咽干咽痒，咽喉肿痛。疾病预警：如不及时预防和调理，会诱发呼吸道感染、肺部充血、肺纹理增粗、肺纤维化及肺炎等病变。

白色罐印：提示肺气虚证，常见少气乏力，动则气滞，呼吸困难，痰多清稀，身乏疲倦，懒语声低，怕冷气逆。疾病预警：如不及时预防和调理，会诱发肺气虚、支气管扩张、哮喘及肺气不足等病变。

青色罐印：提示风寒肺证，常见胸闷气短，咳嗽气喘，咳而无力，干咳少痰，夜晚加重。疾病预警：如不及时预防和调理，会诱发慢性阻塞性肺疾病等病变。

紫色罐印：提示肺瘀证，患者常有胸闷气短，气喘急促，痰多黄稠，慢性呼吸道炎症，咳嗽，咽喉肿痛，咽喉部异物感，咳而不利。疾病预警：如不及时预防和调理，会诱发肺纹理增粗、慢性呼吸道炎症、肺结节等病变。

2.心功能区诊断法

粉红色罐印：反映心功能反射区的功能正常，表示心气旺盛，头脑清醒，思维敏捷，患者多心情舒畅，精力充沛。

红色罐印：提示心火盛，患者常有心烦口苦，小便短赤，心律不齐，心动过速，时有间歇性心肌缺血，头晕。疾病预警：如不及时预防和调理，会诱发心肌炎、风湿性心脏病等疾病。

白色罐印：提示心气虚证，劳心过度，心肌缺血，患者常有心慌、气短症状，重者失眠，精神萎靡不振，胸闷不适，浑身无力。疾病预警：如不及时预防和调理，会诱发心脏二尖瓣、三尖瓣关闭不全，休克等。

青色罐印：提示冠心病，患者常有胸闷气促，心前区疼痛，心律不齐，头痛。疾病预警：如不及时预防和调理，会诱发冠状动脉狭窄或硬化等疾病。

紫色罐印：提示心脉不畅，患者常心胸憋闷，大脑供血供氧不足，嗜睡，乏困，心动过缓。疾病预警：如不及时预防和调理，会诱发心血管动脉硬化、脑血管动脉硬化、脑卒中等疾病。

3.胆功能区诊断法

粉红色罐印：反映胆功能反射区的功能正常，表示头脑清醒，行事果断，患者白天精力充沛，夜晚睡眠安稳。

红色罐印：提示胆囊炎症，患者常有口干，口苦，两肋区隐痛。疾病预警：如不及时预防和调理，会诱发胆囊炎、胆息肉等疾病。

白色罐印：提示胆气虚证，患者常有神经衰弱，失眠头晕，善惊易恐，胆汁分泌受阻。疾病预警：如不及时预防和调理，会诱发胆萎缩、胆结石、胆功能失调等疾病。

青色罐印：提示胆虚证，患者常有睡眠质量差，睡眠多梦，精神不佳。疾病预警：如不及时预防和调理，会诱发抑郁症、胆管狭窄等疾病。

紫色罐印：提示胆汁分泌不畅，患者常有口苦、口干、胸前区疼痛、头痛。疾病预警：如不及时预防和调理，会诱发胆总管堵塞、慢性胆囊炎、顽固性失眠、高血压、糖尿病等疾病。

4. 肝功能区诊断法

粉红色罐印：反映肝功能反射区的功能正常，患者头脑清醒，目光有神，说话和气，身心舒畅，心平气和，精神抖擞。

红色罐印：提示肝阳亢证，患者常见肝火旺，双目赤红，眼睛干涩，易怒，脾气暴躁。疾病预警：如不及时预防和调理，会诱发肝炎、高血压、头痛、肝纤维化、焦虑症等。

白色罐印：提示肝气虚证，患者常见精神萎靡不振，头晕眼花，腰酸膝软，下肢抽筋易跌，不耐疲劳。疾病预警：如不及时预防和调理，会诱发肝结节、抑郁症、发育不良、脑卒中等。

青色罐印：提示肝阴虚证，患者常见眩晕耳鸣，视物模糊，迎风流泪，潮热盗汗。疾病预警：如不及时预防和调理，会诱发脂肪肝、白内障等疾病。

紫色罐印：提示肝气瘀滞证，患者常见肝气郁结，两肋隐痛，目涩干痛，口干舌燥，右肩疼痛不适。疾病预警：如不及时预防和调理，会诱发脂肪肝、肝硬化、乳腺结节、乳腺囊肿等疾病。

5. 脾功能区诊断法

粉红色罐印：反映脾功能反射区的功能正常，提示患者脾运化功能正常，饮食俱佳，血压正常。

红色罐印：提示脾热证，患者常见食欲不振，全身乏力，易疲劳，时有眩晕。疾病预警：如不及时预防和调理，会诱发脾运化失调、乳腺增生等。

白色罐印：提示脾气虚证，患者常见消化不良、低血压、贫血、头晕眼花。疾病预警：如不及时预防和调理，会诱发缺铁性贫血、低血压、脾肿大、乳腺结节等疾病。

青色罐印：提示脾运化功能失调，患者常见不思饮食，脘腹胀满，消瘦疳积，水谷不化，易肥胖。疾病预警：如不及时预防和调理，会诱发营养不良、发育不全、肥胖症等。

紫色罐印：提示脾失健运，患者常见消化不良、食后胀满、高脂血症、高血压病、左肩疼痛不适等。疾病预警：如不及时预防和调理，会诱发乳腺增生、脾肿大等疾病。

6.胃功能区诊断法

粉红色罐印：反映胃功能反射区的功能正常，消化正常，精力充沛。

红色罐印：表示胃有炎症如浅表性胃炎，患者常见胃脘灼痛，牙齿肿痛，消谷善饥。疾病预警：如不及时预防和调理，会诱发胃溃疡等疾病。

白色罐印：表示胃气虚证，患者常见消化不良，不思饮食，胃脘胀满，食少，食后犯困，嗜睡。疾病预警：如不及时预防和调理，会诱发萎缩性胃炎、肠化生等。

青色罐印：提示胃寒证，患者常见食欲不振，胃痛，遇冷疼痛加重，反酸，萎缩性胃炎。疾病预警：如不及时预防和调理，会诱发胃下垂等疾病。

紫色罐印：提示积食，可见慢性浅表性胃炎，患者食欲不佳，饭后胀满，胃痛腹胀。疾病预警：如不及时预防和调理，会诱发胃溃疡、胃糜烂、胃息肉等疾病。

7.大肠功能区诊断法

粉红色罐印：反映大肠功能反射区的功能正常，患者口气清爽，大便正常，新陈代谢旺盛。

红色罐印：提示大肠有热，患者常见大便干燥，便后肛门灼热，小便赤黄。疾病预警：如不及时预防和调理，会诱发肠炎、肠息肉、便秘、直肠病变等。

白色罐印：提示大肠气虚证，患者常见大便稀，腹泻肠鸣，小腹胀痛。疾病预警：如果不及时预防和调理，会诱发习惯性便秘、大肠阻塞等。

青色罐印：提示大肠寒湿证，常见大便不成形，口有异味，头晕头痛。疾病预警：如不及时预防和调理，会诱发便秘、直肠窝积液等。

紫色罐印：提示大肠瘀积证，患者常有宿便，有便不尽感，便下黄而黏腻，腹部隐痛，时有便秘。疾病预警：如果不及时预防和调理，会诱发慢性肠炎、直肠窝积液、肠息肉等。

8.小肠功能区诊断法

粉红色罐印：反映小肠功能反射区的功能正常，消化正常，吸收功能强。

红色罐印：提示小肠热证，患者常见大便干燥，小便赤黄。疾病预警：如果不及时预防和调理，会诱发肠炎等疾病。

白色罐印：提示小肠气虚证，患者常见大便稀，小腹隐痛，用手按缓解，腹胀隐痛，肠鸣气转。疾病预警：如不及时预防和调理，会诱发肠道功能失调等疾病。

青色罐印：提示小肠寒证，患者常见大便不成形，肠鸣腹痛，腹泻。疾病预警：如果不及时预防和调理，会诱发小肠阴冷，不育，宫寒不孕。

紫色罐印：提示小肠瘀积证，患者常见大便排不尽，腹胀隐痛，小便赤黄。疾病预警：如果不及时预防调理，会诱发小肠瘀滞，甚至肠梗阻。

9.肾功能区诊断法

粉红色罐印： 反映肾功能反射区的功能正常，表示肾气充盛，精力集中，筋骨强健，健康长寿。

红色罐印： 提示腰肌劳损，患者常见腰痛、腰酸。疾病预警：如不及时预防和调理，会诱发腰肌劳损、肾炎等疾病。

白色罐印： 提示肾气虚证，患者常见腰酸腰困，膝软无力，女子下肢浮肿，精神疲惫，头晕目眩。疾病预警：如不及时预防和调理，会诱发阳痿、遗精、滑精等疾病。

青色罐印： 提示肾阴虚证，患者常见腰酸背痛，骨质疏松，头晕耳鸣，双下肢乏力，畏寒肢冷。疾病预警：如不及时预防和调理，会诱发腰椎骨质增生、慢性肾炎、肾萎缩等疾病。

紫色罐印： 提示肾亏，患者常见腰腿疼痛，男子阳痿早泄，小便频繁，夜尿多；女子宫寒不孕，双下肢关节疼痛，肾气不固，易疲劳。疾病预警：如不及时预防和调理，会诱发肾囊肿、肾炎、肾衰、尿毒症等。

10.膀胱功能区诊断法

粉红色罐印： 反映膀胱功能反射区的功能正常，提示患者小便通畅，性功能正常。

红色罐印： 男性提示前列腺炎，小便灼热，尿刺痛，尿赤黄。女性提示附件炎，小便灼热，尿赤黄，白带有异味。疾病预警：如不及时预防和调理，会诱发膀胱炎、前列腺增生、尿道炎等疾病。

白色罐印： 提示膀胱气虚证，表现为男女性功能低下，尿频、尿不尽、尿无力。疾病预警：如不及时预防和调理，会诱发膀胱结节、雄性激素水平低下、膀胱萎缩、子宫肌瘤、子宫内膜增厚、输卵管阻塞、子宫腺肌病等。

青色罐印： 男性提示前列腺肥大，尿淋沥不尽，阴囊潮湿，睾丸下坠。女性提示宫寒不孕，手足冰冷，小腹隐痛。疾病预警：如不及时预防和调理，会诱发精子畸形、睾丸精索静脉曲张、卵巢囊肿、输卵管狭窄、月经不调、雌激素下降等。

紫色罐印： 男性提示前列腺增生，尿刺痛、尿不尽、尿潴留。女性提示宫寒血瘀，月经不调，痛经，乳房胀痛。疾病预警：如不及时预防和调理，会诱发尿道狭窄、前列腺肥大、子宫内膜异位、宫颈炎，附件炎，子宫内膜增生等。

二、宇泉脏腑功能区隐患罐诊法

宇泉罐印诊断能及早发现脏腑功能的隐患，是早期获取疾病信息、预防其发展成重大恶性疾病的重要途径。

在人体背部的脏腑功能区叩拔宇泉罐后，如果出现青色罐印，说明寒邪入侵脏腑，脏腑有寒，影响血液的正常运行，血流速度变缓，寒则血凝，使经络受阻，脏腑功能低下，造成脏腑的各种不适和疼痛；出现白色罐印，说明脏腑功能气血两虚，血脉空虚，脏腑供血不足，甚至严重缺氧缺血，使人精神萎靡，身疲乏力；出现黄色罐印，则说明有害物质沉淀在脏腑功能区，严重影响脏腑功能正常代谢。如果在一个功能区同时出现青白黄色的罐印，则表明该脏腑功能区出现了较为严重的缺氧缺血状态，是人体内环境发生改变，导致微循环障碍的表现。

充足的氧气和血液，是人体细胞生长发育和新陈代谢的必要条件。正常情况下，细胞有明确任务分工，协调资源利用。为了身体的利益，细胞会限制自身的增殖，自主有序凋亡，以维护新旧细胞的平衡。如果身体某个脏腑处于较为严重的缺氧缺血状态，人体一旦外感风邪、湿邪，情志郁结，就会导致该脏腑功能区的细胞出现变异和异常分化，为非典型细胞的滋生提供了温床。

非典型细胞的生长、发育和凋亡，脱离了正常细胞的生长规律，也不符合生命的生理需要，它们过度使用资源，破坏体内的公共环境，失控地增殖扩张，甚至凋而不亡。如果不进行及时有效地干预，发展到一定程度，所在脏腑就会出现严重危害健康的重大疾病。

因此青白黄色同时在一个脏腑功能区的罐印出现，对该脏腑功能区重大疾病的早期预警具有极其重要的指导意义。

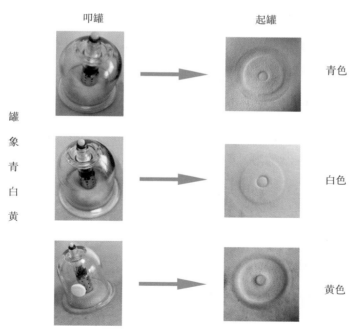

说明：在脏腑功能区叩罐时，罐内磁柱旁出现青、白、黄色，提示该脏腑功能区处于缺血少氧状态，起罐后该罐象瞬间消失。

图 2-2　脏腑功能区缺氧状态罐象图示

如果人能够保持乐观的心情，做好日常的保健，顺应天地环境的变化，避免六淫的侵害，就可以预防脏腑病变的发生。一旦内环境发生变化，也不需紧张，通过罐疗干预，配合户外锻炼，使体内无氧缺血的环境变为有氧、气血充盛的环境，就会使非典型细胞失去生存的条件，没有生存的机会，没有生存的环境，这样人就会健康。

1.肺功能区隐患预警

肺功能区出现青、白、黄色的罐象，说明肺功能区细胞处在缺氧、缺血的环境里，为肺脏非典型细胞的滋生提供了条件，是肺部非典型细胞出现的早期预警反应，患者通常还伴有胸闷、气短、胸憋的症状。

出现这种情况，建议加强扩胸运动，配合肺功能区罐疗调理，以改善肺部缺氧缺血的情况，并使有害物质排出体外，肺功能恢复正常。

2.心功能区隐患预警

心功能区出现青、白、黄色的罐象，说明心功能区细胞处在缺氧、缺血的环境里，为心血管粥样硬化、心血管堵塞等病变的形成提供了条件，是心脏疾病形成的早期预警反应，患者通常还有气短、头晕、心慌、心口堵、胸憋、胸痛、期前收缩等表现。

出现这种情况，建议保持乐观心情，注意休息，配合心功能区罐疗调理法，以改善心脑血管的血液循环，改善心细胞生存的内环境，避免心脏疾病的发生，使心脏功能正常。

3.胆功能区隐患预警

胆功能区出现青、白、黄色的罐象，说明胆囊功能区细胞处在缺氧、缺血的环境里，为胆囊非典型细胞的滋生提供了条件，是胆囊非典型细胞出现的早期预警反应，患者通常还有多梦、噩梦纷纭、口干口苦、胸前区疼痛等表现。

出现这种情况，建议改变生活习惯，少食油腻食物，晚上早点睡觉，配合胆功能区罐疗调理法，以使胆囊的功能正常，避免胆囊细胞变异的发生。

4.肝功能区隐患早预警

肝功能区出现青白黄的罐象，说明肝脏功能区细胞处在缺氧、缺血的环境里，为肝脏非典型细胞的滋生提供了条件，是肝脏非典型细胞出现的早期预警反应，患者通常有两肋隐痛，易生闷气，眼睛模糊，外生殖器、乳房发育不良，下肢乏力，精神萎靡等症状。

出现这种情况，建议保持心情开朗，不生气，加强户外锻炼，避免寒凉，同时配合肝功能区罐疗调理法，以避免肝脏细胞的变异，使肝脏功能恢复正常。

5.脾功能区隐患早预警

脾功能区出现青白黄的罐象，说明脾脏功能区细胞处在缺氧、缺血的环境里，为贫血，低血压等疾病的发生提供了条件，是脾脏疾病的早期预警反应，患者通常还有眩晕、消化不良、代谢异常等症状。

出现这种情况，建议保持积极乐观的心情，避免生气和寒凉入侵，按时吃饭，饮食有节，同时配合脾功能区罐疗调理法，以避免脾肿大、脾运化失调等疾病，使脾功能正常。

6.胃功能区隐患预警

胃功能区出现青白黄的罐象，说明胃功能区细胞处在缺氧、缺血的环境里，为胃部非典型细胞的滋生提供了条件，是胃部非典型细胞出现的早期预警反应，患者通常还有胃积食、厌食、食欲降低等症状。

出现这种情况，建议保持心情舒畅，吃饭细嚼慢咽，同时配合胃功能区罐疗调理法，以避免胃部细胞变异，使胃部功能正常。

7.大肠功能区隐患预警

大肠区功能出现青白黄的罐象，说明大肠功能区细胞处在缺氧、缺血的环境里，为大肠非典型细胞的滋生提供了条件，是大肠非典型细胞出现的早期预警反应，患者通常还有大便秘结、大便不成形、大便羊粪状等表现。

出现这种情况，建议多揉腹部，饮食清淡，多吃水果蔬菜，同时配合大肠功能区加强罐疗调理法，以使大肠正常蠕动，大便通畅，避免大肠细胞的变异，使大肠功能恢复正常。

8.小肠功能区隐患预警

小肠功能区出现青白黄的罐象，说明小肠功能区细胞处在缺氧、缺血的环境里，为小肠非典型细胞的滋生提供了条件，是小肠非典型细胞出现的早期预警反应，患者通常还有运化功能失调，营养失衡、小腹隐痛、小便赤色等表现。

出现这种情况，建议多揉小腹（左 36 圈，右 36 圈），忌生冷饮食，保持愉快的心情，增加运动量，同时配合小肠功能区罐疗调理法，以避免小肠细胞的变异，使小肠功能恢复正常。

9.肾功能区隐患早预警

肾功能区出现青白黄的罐象，说明肾功能区细胞处在缺氧、缺血的环境里，为肾脏非典型细胞的滋生提供了条件，是肾脏非典型细胞出现的早期预警反应，患者通常还有腰膝酸软、腰疼背酸、下肢乏力、耳鸣、精神萎靡等症状。

出现这种情况，建议避免寒湿侵肾，罐灸保暖，加强食疗，注意休养，节制房事，同时配合肾功能区罐疗调理法，以恢复肾功能的正常代谢，强肾补肾，避免肾脏细胞变异，使肾功能正常。

10. 膀胱功能区隐患早预警

膀胱功能区出现青黄白的罐象，说明膀胱功能区细胞处在缺氧、缺血的环境里，为膀胱及生殖器官非典型细胞的滋生提供了条件，是膀胱及生殖器官非典型细胞出现的早期预警反应，患者通常还有尿频、性功能低下、小腹胀痛、小便不利、精子活力低下、白带异常、月经不调等表现。

出现这种情况，建议常揉小腹，避免寒凉，不憋尿，养成及时排尿的良好习惯，同时配合膀胱功能区罐疗调理法，以避免膀胱及生殖器官细胞变异，使其功能恢复正常。

第三章
宇泉罐疗技法与应用

宇泉罐诊罐疗法是在传统火罐的基础上，结合经络学说、五行学说、藏象学说等中医学和西医学理论发展起来的一种绿色的、物理的、自然的快速查病治病的新型诊疗法。经过不断研究创新，宇泉罐基于自我认识、自我预防保健、诊断调理的目的，经过不断创新，从罐具、理论到技术已形成一整套独具特色、体系完整、技能成熟的罐诊罐疗理论体系和实践操作方法。这一简、便、廉、验、效的诊疗法，必将成为家庭自助养生调理和医疗人员诊疗疾病的一把金钥匙。

第一节　宇泉罐疗注药法

宇泉罐疗注药法的创新，打破了口服药物的传统方法，拔罐之后，根据需要将药物直接注入叩拔在相应俞穴部位的罐内。在罐内负压的作用下，罐内皮肤毛孔充分打开，局部血管扩张，血流量增加，血液循环加速，药物直达病灶，从而得到充分吸收。这一方法既避免了口服药物给人体胃肠等脏腑带来的不良反应，还可以避免针剂注射带来的恐惧感和交叉感染隐患，具有注药不破皮的特点，可起到内病外治的作用。

宇泉罐疗注药法是通过三十多年的临床实践总结出的一套身体给药不破皮的方法。这一方法在中医基础理论的指导下，根据经络腧穴的特点，针对穴位进行罐疗注药。随着罐疗注药临床研究的发展，宇泉罐疗注药法治疗病种从单纯的局部疼痛等病变，逐步扩大至临床各科各类疾病。

一、机制

宇泉罐疗注药法是根据中医经络理论、罐疗负压作用和药物治疗原理，将宇泉罐疗法和药物注射技术相结合，选用某些药物注入罐内的疾病局部反应点，以防治疾病的一种治疗方法。它将拔罐与药物对皮肤穴位的双重刺激作用有机地结合起来，可发挥其综合效能。

罐疗注药法通过拔罐、穴位、药物共同作用于机体，即以穴位为窗口，以宇泉罐为工具，以经络为通道，通过张开的毛孔、磁力的穿透，使药物直接作用于病变部位，从而达到"气至病所""药至病所""气速效速"的目的。

1.拔罐效应研究

罐疗注药法是将宇泉罐吸拔于人体皮肤上，根据需要将药液通过罐体上的备用孔注入罐内。临床发现罐疗注药选用的罐体越大，刺激强度就越大。拔罐注药可以改善循环，调节神经体液及免疫功能，通过激活内源性镇痛物质发挥拔罐的麻醉效应，改善冠脉循环，双向调节血压，使迷走神经紧张度降低，交感神经兴奋性提高。此法可以解除支气管痉挛，对胃的运动、胃液的分泌都有明显的调节作用，同时对血液的各种成分都有调节的作用，具有明显的抗感染、退热作用。

2.腧穴特异性研究

腧穴作用的特异性是指穴位与非穴位及不同穴位在功能上所具有的不同特点，亦即穴位对脏腑功能活动所具有的某种特殊影响。中医经络学说认为，腧穴是脏腑经络气血输注于躯体外部的特殊部位，也是疾病的反应点和拔罐等治法的刺激点。《灵枢·九针十二原》曰："节之交，三百六十五会……所言节者，神气之所游行出入也。"经络、腧穴、脏腑间相互联系、密切配合，共同调节人体的正常生理功能，维持整体的平衡统一。当人体阴阳平衡遭到破坏而产生疾病时，可通过经络系统的外在表现而查知病情，所谓"有诸内必形于外"。因此在治疗上就可以通过对腧穴的刺激进行治疗，调节经络、脏腑，使之恢复到平衡状态而祛病。大量研究证实，穴位与非穴位的作用有显著的差别。罐疗注药于穴位的药效发挥显著，而其他部位起到的作用欠佳。

3.穴效药效整合的机制研究

罐疗注药在选择适当腧穴的基础上，采用适当的小剂量药物，可以在短时间内产生与大剂量静脉注射等强甚至更强的药效。罐疗注药虽无胃肠道吸收过程，但起效的速度非其他给药方式可比，这提示在罐疗情况下药效与穴效进行了某种特殊的整合作用。

二、操作方法

①根据拔罐方案，把需要注药的罐具叩拔在指定的穴位、经络、病灶或脏腑的功能部位，此时毛孔迅速打开。②用一次性注射器抽取适量药物，然后将针尖呈45°斜刺入罐体侧备用孔，注入药物，使药物沿罐壁流向罐内皮肤，此时药物可随张开的毛孔及罐磁的导入，直达病灶。③罐体注药剂量：一般每个罐体注 0.5mL 药

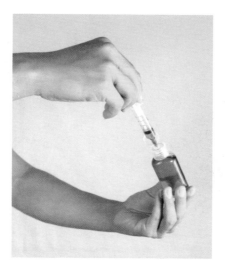

图 3-1　宇泉罐疗抽药操作图示

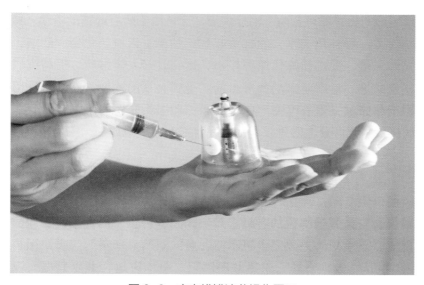

图 3-2　宇泉拔罐注药操作图示

物即可。④药物有效成分的吸收率关键在起罐。起罐时，打开排气阀门后，应快速拔掉罐体，被打开的毛孔瞬间闭合，药物随着闭合的毛孔被充分吸收，渗透力强，药物吸收率高。

三、外用药水（酊剂）功能

本酊剂主要采用川牛膝、红花、独活、当归、冰片、黄芪、附子、干姜等中草药，通过高度的白酒浸泡加工制作而成，为红棕色透明液体。

药酒，古代称为"酒剂"，是中国医学方剂的重要组成部分，也是中医学防病治

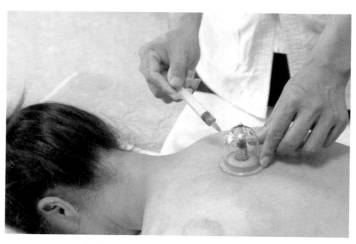

图 3-3　宇泉罐疗注药法演示图示

病和保健美容的又一独特医疗方法。酒有通血脉、行药势、温肠胃、御风寒等作用，和药相配可增强药力，既可预防、治疗疾病，又可用于病后的辅助治疗。

本酊剂作为一种外用药水，能有效起到抗感染、活血、化瘀、散结、止痛、舒经活络、祛除风湿、促进新陈代谢等作用，达到改善人体素质、提高抗病能力、防病祛病、延缓衰老、益寿延年的调理目的，受到大众的欢迎。此外，外用药水（酊剂）还具有操作简单、便于存放、使用方便、罐内罐外均可用、安全可靠、见效快、疗效显著的特点。

1.适应证

①因风湿瘀阻、跌打损伤、颈椎病、肩周炎、腰椎间盘突出等引起的瘀血肿痛和关节疼痛。②身体其他部位的各种疼痛。③因各种急、慢性炎症引起的发烧、咽喉肿痛、化脓、红肿等症状。

2.禁忌证

①皮肤破损者、对乙醇和本酊剂过敏者应慎用。②本酊剂主要为外用，禁止口服。③本品孕妇慎用。

四、特色与功效

宇泉罐疗注药法是中医拔罐疗法、磁疗法和药物注射疗法有机结合起来的产物，更是古法新用、中西结合的创新。它不仅丰富了中医传统治疗方法，也为西医提供了新的治疗途径，成为中西医结合的一个典范，促进了中西医的融合。宇泉罐疗注药具有操作简便、用药量小、适应证广、作用迅速等优点，因此其临床应用逐年增多。

宇泉拔罐注药之所以有别于普通的肌肉注射，是因为罐疗注药是通过多种治疗因素共同作用于机体而产生的治疗效果。其中既有中医拔罐疗法及磁疗法的良性刺激作用、药物滞留皮肤腧穴的持久刺激作用、经络的循经激发作用，又有现代药理学方面的治疗作用。尤其是循经激发作用，具有"靶向治疗"的特点，这是其他疗法所不及的。因此，罐疗注药疗法运用以来便得到了广大保健工作者的认可，并被广泛应用于内、外、妇、儿、肿瘤、皮肤等各科疾病的治疗中，取得了良好的临床疗效。

宇泉罐疗注药疗法具有药物用量小、见效快、花费小、收效大、临床适应证广泛等特点，尤其对体质虚弱、老人、儿童及不能服药者更为适宜。

第二节　宇泉罐疗玄针法

宇泉拔罐玄针法的创新，从根本上改变了传统中医针灸的方法，其主要特色体现在针灸不破皮、不入体，同样可以引起针感，发挥针灸的功效。宇泉罐磁疗玄针操作简单、安全，无不良反应，人人都能使用，便于家庭普及推广使用。

一、机制

当宇泉罐叩拔在人体局部时，罐内就会产生负压。罐内悬磁构造的物理磁场和人体的生物磁场产生共振，再配合玄针的机械刺激作用，就会改变磁场，这时循经传感就强，针灸刺激穴位敏感度就高，传导经络的速度就快，针感效应明显，可以有效疏通经络，打通血脉，平衡阴阳，调畅气血，真正起到针灸和磁疗的双重功效。同时拔罐玄针磁场效应作用于人体后，会引起一系列生物场的效应。

宇泉拔罐玄针感应现象和针灸时的针感效应是一样的。身体局部发麻，这是胃经功能要恢复了；发痒，说明肺经功能要恢复了；身体有蚁行感，这是肾经功能要恢复了；身体有痛的感觉，这是肝经功能要恢复了；身体局部感觉迟钝或消失，这是脾经功能要恢复了。冷、热、酸、麻、胀、痛、痒、蚁行感，这八种是最常见的针感，还有些不常见的，多到六十四种，比如玄针后突然感觉飘起来了，突然感觉沉到地下了，突然感觉自己大得像个巨人，突然感觉自己像个小孩，这些都是身体恢复的反应。所以宇泉罐疗玄针可以起治疗、康复和保健作用。

二、操作方法

宇泉罐疗玄针操作方法有一定标准，只要按照宇泉罐磁疗玄针的方法操作，既可以做到针灸不入体、针灸不破皮，还可以起到传统针灸的治疗功效。

操作方法如下：①选择罐具型号，将特制的针灸针备好。②进针：左手握紧罐具上的备用孔，右手握针对准罐具上的备用孔，呈 45° 把针灸针扎进备用孔，针灸针扎进罐内后一定要使针贴着磁头。③玄针：把扎好针灸针的罐具根据方案要求叩拔在相应的穴位上，然后用右手开始捻针，捻针时可以上下摩擦磁头，也可前后摩擦磁头，这是磁疗玄针的机械刺激作用，只要摩擦的速度快，针感穿透力就强，针感的效应就大。摩擦可以有效切割磁力，改变磁场，起到针灸治疗的效果。④留针：捻针1～2分钟后，留针至起罐即可。

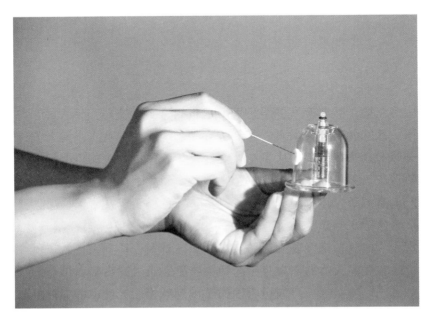

图3-4 宇泉罐疗玄针进针法图示

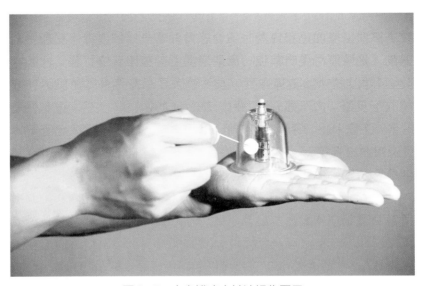

图3-5 宇泉罐疗玄针法操作图示

三、适用范围

宇泉罐疗玄针的应用广泛，针对常见病、多发病、慢性病和疑难病，具有罐疗和针灸的双重功效。比如在调理高血压、结节、囊肿、肥胖、增生和各种疼痛时，实施罐疗玄针功效尤为显著。磁疗玄针不但能增加拔罐、磁疗和针灸的效果，还能在加速十二经脉气血运行的同时，加快血管里血液的运行，这时无氧缺血的内环境会快速得到氧气和血液供给，从而提高机体的免疫力和细胞的再造功能。磁疗玄针还可促进脂肪的代谢，所以磁疗玄针是加强疗效的重要罐法之一。

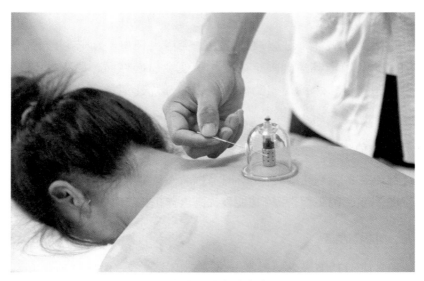

图 3-6　宇泉罐疗玄针法演示图示

四、功能

1.改善人体微循环

实验证明，在磁场作用下，88% 的人群微血管血流速度加快，血流速度快则携氧功能强，同时排出废物也快，人体组织活力强，生命力增强，心肌供血得到改善，因而磁疗玄针可以防止或减少因为循环障碍引起的多种疾病。

2.促进人体新陈代谢

人体在新陈代谢过程中，会不断产生自由基，磁疗玄针的作用是加速红细胞的流动性和溶血作用，降低自由基的含量，因此具有抗衰老的功能。

3.降低胆固醇水平

血液中多余的胆固醇沉积在血管壁上，使血管壁增厚，血压升高，磁场可影响体内胆固醇合成酶的功能，从而减少体内胆固醇的生成。

4.抗感染作用

局部肿胀由慢性炎症渗出物或血液瘀积所致，磁场穿过人体细胞，加速微循环，使血流加快，促进渗出物的吸收，减少细菌感染，使肿胀消散。

5.镇痛作用

疼痛来自细胞的破坏，细胞被损伤后，会渗出钾离子组胺和酸性物质，这些物质都是致痛物质，当其达到一定浓度时，便会引起疼痛，磁疗能降低这些物质的浓度，使压迫神经末梢的渗出物减少或促使其加速消散，从而达到减轻疼痛的目的。

6.增强人体免疫力

人体自身免疫系统是健康的保护神。磁疗玄针能够提高白细胞总数及中性粒细胞比例，因此磁场能增强人体免疫功能，提高人体抵抗各种疾病的能力。

7.镇静、催眠功能

失眠、神经衰弱是因为脑神经高度紧张和兴奋，磁疗能缓解神经末梢紧张，使其兴奋度减轻，同时能使肌肉痉挛消除，可以使人迅速镇静下来进入梦乡。

第三节　宇泉罐灸同达法

宇泉罐灸同达法的创新，解决了千百年来拔罐易泻不易补的难题，其方法是在罐疗的同时施以艾灸，做到罐灸同达，具有一罐多灸、一罐多疗、一罐多穴的多重效果，在运用拔罐开窍、祛风、祛寒、祛湿、散热、排瘀、排毒、通脉行气活血的同时，直接给予艾灸，使空虚的血脉得到艾灸温热的刺激效应，进一步加强温经、行气、活血、散寒、化瘀、散结、止痛的功效，从而实现阴平阳秘。

这一创新，开创了调理治病的罐灸法、养生保健的罐灸法，大大提高了综合调治的疗效，缩短了调治时间，充分发挥了罐灸同达、防病治病、养生保健、家庭自助的优势，极大地丰富了拔罐的内涵。

一、机制

罐灸同达法是通过罐内的负压，使机体局部毛孔充分张开，在拔罐祛风散寒、行气散热、化瘀排毒的同时实施罐灸，对人体局部组织进行温热刺激，使局部表皮上温度和真皮下温度升高，使热量通过腧穴，沿着经络走窜，深入体内，达到循经传感的作用，使经气渗透筋骨，对脏腑、器官，以至全身血脉，发挥整体调节作用，从而治疗多种疾病。

宇泉罐灸同达法集罐疗、灸疗、磁疗、针疗等多种功能于一体，把固定在灸罐上的宇泉专用艾条点燃，通过艾条在燃烧时产生的近红外辐射，使人体穴位局部皮肤充血，毛细血管扩张，加快局部的血液循环与淋巴循环，缓解和消除平滑肌痉挛，使局部皮肤组织代谢能力加强，促进炎症、瘢痕、浮肿、粘连、渗出物、血肿等病理产物消散吸收，并对人体体液调节机制发生影响，从而呈现出对心血管、呼吸、消化、泌尿、神经、内分泌等系统的良性调节作用。

宇泉罐灸同达法有以下三种。

1. 高位灸法称慢热温灸法（补为轻量灸）

慢热温灸法是点燃艾条，使其热能由高位向下，循序渐进，由微热透皮到温热入里，罐灸同达，恒温持久，渐渐入深，透骨腠理，直达骨髓，回阳固脱，提高生命潜能。如果重症患者体力不支，生命能量低下，用高位灸可迅速提高患者的能量，增强其抗病的能力，从而战胜疾病，使身心健康。

2. 中位灸法称温热温灸法（调为中量灸）

温热温灸法是点燃艾条，使其热能由中位向下，循序渐进，由温热透皮到温热入里，罐灸同达，恒温持久，渐渐入里，透达腠理之间、表里上下，直达病灶，有调和阴阳、温中和气、调理五脏，温通六腑的功效。

3. 低位灸法称火攻温灸法（泻为重量灸）

火攻温灸法是点燃艾条，使其热能快速透皮腠理，使火热直下，行气行血，通经活络止痛，罐灸同达，恒温持久，通过温热刺激作用，温经通痹，使病灶局部快速产生血行现象，以起到止痛的功效。

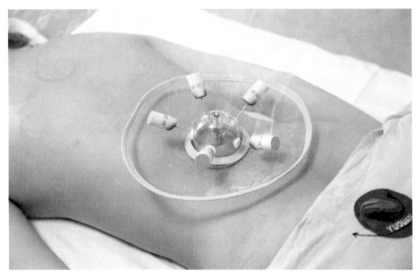

图 3-7　宇泉五星罐灸命门穴图示

二、操作方法

1.选择罐灸仪

根据方案，选择适合体位的罐灸仪，有七星罐灸仪、五星罐灸仪、四星罐灸仪、三星罐灸仪、二星罐灸仪、一星罐灸仪。

2.确定罐灸银针高度和角度

将罐灸针插入罐体备用孔内，银针尖插入罐内磁柱顶端孔里，以起到传导热能和固定的作用。如高位罐灸法，进针时以 50° 以上角度插入，罐灸上的艾炷距皮肤约 5～6cm；中位罐灸法，进针时以 45°～50° 角度插入，罐灸上的艾炷距皮肤约 4～5cm；低位罐灸法，进针时以 40°～45° 角度插入，罐灸上的艾炷距皮肤约 4cm。

3.插入罐灸艾条

把艾条准备好，用牙签在艾条的中心点扎个孔，以方便把艾条插到罐灸针上。

4.点燃罐灸艾条

为了把艾灸的热能导入罐灸针上，点燃艾条的时候，一定要先点燃艾条靠近罐灸仪的一边。

5.放置罐灸金属网

在叩拔罐灸仪时，应先在选定的穴位上放好金属网，以免皮肤被掉落的艾灰烫伤。

6.叩拔罐灸穴位

根据罐灸同达法的方案要求，把点燃的罐灸仪叩拔在相应的穴位上。

7.起拔罐灸仪

施者在罐灸过程中，要仔细观察艾条燃烧情况，待艾条燃烧尽时，及时把罐灸仪起下，收好艾灰。

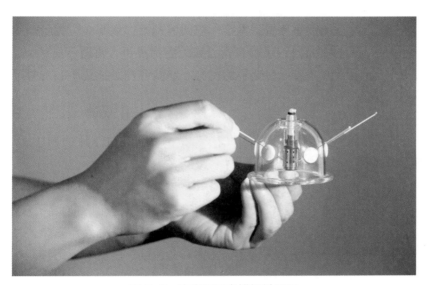

图 3-8　宇泉五星灸罐插针图示

三、适用范围

宇泉罐灸同达法是针对不同病证实施不同罐灸的一种方法，这种方法根据多年来的临床实践和大量案例总结得出，通过调整灸罐进针的角度、高度、温度来达到补调泻的最佳效果。其适用范围广泛，功效显著。

1.高位罐灸法适用范围

体弱多病、久病虚弱、精神萎靡、遇风则冷、遇凉则痛、遇热则燥、稍有寒热即感冒、生命体能下降的患者，适用高位罐灸法。

2.中位罐灸法适用范围

主要针对血脉受阻，肌肉酸痛，阴阳失衡，阴不制阳，阳不制阴导致的脏腑、经络、气血等气机运行失常的症状，即脏腑功能失调、身体营养不良、三焦不通者，适用中位罐灸法。

3.低位罐灸法适用范围

肿瘤、痈肿、癌症及占位性病变所引起的周围组织器官、神经、血液被压迫无法正常运行导致的各种疼痛，或受寒、暑、湿、燥、火等外淫侵袭，人体局部气血凝滞，经络受阻出现肿胀等一系列功能障碍导致的各种疼痛，尤其无法忍受的癌症疼痛，适用低位罐灸法。

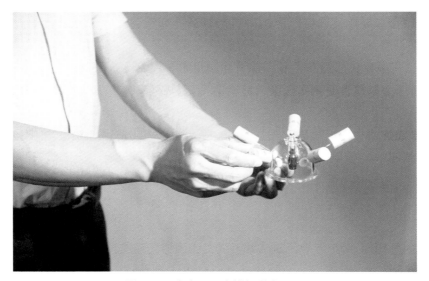

图 3-9　宇泉五星灸罐插艾条图示

四、特点

罐灸同达法是通过刺激腧穴或特定部位激发经络、神经、体液的功能，调整机体各组织、系统的失衡状态，从而达到防病治病的目的。

罐灸同达法是一种温热刺激，是用艾绒或其他药物作燃料，在腧穴上用宇泉灸罐把艾条点燃，通过宇泉灸罐叩拔，借灸火的热力透入肌层，通过经络的传导，达到温通气血、扶正祛邪、治病保健目的的一种外治方法。《灵枢·官能》篇指出："针所不为，灸之所宜。"《医学入门》中指出："凡病药之不及，针之不到，必须灸之。"说明灸在临床应用上有它自身的特点，由此深受广大民众欢迎。概括起来，主要有以下几个特点。

1.疗效确切，适应证广

罐灸同达法的适应病证是相当广泛的，不仅能治疗慢性疾病，也能治疗急性疾病，对腹痛、腰痛及四肢关节痛等一切疼痛性疾患，往往可起到止痛之效。对内科、儿科、妇科、男科、皮肤科、外科、骨伤科、眼科和耳鼻喉科诸多常见病、多发病都有较好的疗效。此法同时具有美容和保健的作用，有的用一次即可见效。即使是久治不愈的慢性疾病，只要耐心坚持治疗，亦多获奇效。《医学入门》说："寒热虚实，皆可灸之。"由此足见灸法的治病范围是极为广泛的。

罐灸同达法还可补针术之不足，正如《灵枢·官能》说："针所不为，灸之所宜……阴阳皆虚，火自当之。"针术与灸术各有特点，但都能达到良性刺激的治疗效果。

2.简便节约，方便及时

罐灸同达法具有简、便、验、廉的优势，所用的主要材料是艾叶，一般是不受设备和条件限制的，只需随身携带宇泉灸罐、艾条和火柴即可，不论是在舟车旅行之际，还是在田间劳动之时，凡遇病者便可为其灸治。罐灸操作简便，只要确定叩罐的部位和时间，患者自己也可以罐灸或相互罐灸。

3.易学易用，便于推广

宇泉罐灸同达法简便易行、易学易会，一般只要熟悉和掌握人体经穴的位置和主治及罐灸的操作方法、适应证与禁忌证等，便可罐灸。对有的疾病，直接在阿是穴操作即可自疗或他疗。即使取穴，也不像针术那样难，不必那么精准。因此，罐灸疗法简便易学，比较容易掌握与应用，诸多民间医生和普通群众都在使用，并取得了很好的疗效，对于防病保健很有裨益，很适合城乡家庭民众互疗和自疗。因此也便于推广，使之更广泛地为广大人民群众所掌握，成为与疾病作斗争的有力工具。

4.安全可靠，无不良反应

罐灸同达法仅叩拔于体表，无任何不良反应，比针刺疗法更加安全。若能用隔药罐灸或隔姜罐灸还会提高功效，操作者只要掌握其操作常规，一般是较为安全的，也不会有事故发生。所以在家庭互疗和自疗中可以放心大胆使用，不必顾虑。不仅如此，在临床应用上，也不必担心不良反应和耐药性，更不会像针刺一样引起患者的紧张。正如《医学入门》所说："凡病药之不及，针之不到，必须灸之。"这又进一步说明灸法既安全又有其特殊的效应。

五、作用

罐灸同达法通过使用宇泉灸罐结合艾条刺激穴位激发经络功能而起作用，从而达到调整身体各组织器官功能的目的。罐灸法的应用范围非常广泛，既可用于防病保健，延年益寿，又用于治疗体表或内脏的各种病症。综合起来，有以下几个方面的作用。

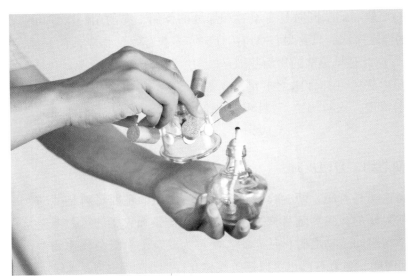

图 3-10 宇泉五星罐灸点燃艾条图示

1.温经散寒，疏风解表

罐灸同达法是将艾条点燃通过宇泉灸罐叩拔于身体用来治病的方法，其热力能深透肌层，可温经行气，温阳活血，通诸经，逐寒湿，两者相合，更加强其温经气、散寒邪的作用。临床多用于因中焦寒邪和虚寒所致的一些病症，如呕吐、腹痛、泄泻等病。同时，温热还能使人体毛孔打开，可发汗祛风，故又可用于治疗外感风寒表证。因此，凡是一切气血凝涩且没有热象的疾病，都可用罐灸的方法来进行治疗。通过罐灸对经络穴位的温热性刺激，可以温经散寒，加强机体气血运行，达到临床治疗目的。

2.行气通络，温经逐痹

古人云，"气温则血滑，气寒则血涩"，也就是说，气血的运行有遇温则散、遇寒则凝的特点。所以朱丹溪云："血见热则行，见寒则凝。"《灵枢·禁服》亦云："陷下者，脉血结于中，中有著血，血寒，故宜灸之。"罐灸法正是应用其温热刺激，起到温经通痹的作用。罐灸法的温热刺激对经络气血有温熨、通行作用。它可以加快机体气血运行，通畅经络。

由于风、寒、暑、湿、燥、火等外淫的侵袭，人体或局部气血凝滞，经络受阻，出现肿胀疼痛等症状和一系列功能障碍，此时，罐灸一定的穴位，可以起到调和气血、疏通经络、平衡机能的作用。因为罐灸能行气活血，故临床上可用于疮疡疔肿、冻伤瘫闭、不孕症、扭挫伤等，尤以外科、伤科应用较多，用于治疗寒凝血滞、经络痹阻所致的各种痹证，也可取得良好的效果。痹证的产生多由于气血失调，而灸法能通十二经，入三阴，温暖经络，宣通气血，化瘀散结，以治百病。故温经逐痹为罐灸法的长项。

3. 消瘀散结，祛痰除湿

罐灸火的热力，能深透肌层，温经行气，所谓且灸必用艾，而艾的性能特点是生温熟热，有通诸经、逐寒湿的特点，两者结合，更能加强其消瘀散结、祛痰除湿的作用。

古人曰"湿为阴邪，非温不化"，是说痰湿为阴邪，须得阳气鼓动方可化解。《金匮要略》提出"病痰饮者，当以温药和之"的治疗方法，清代陈士铎《石室秘录》论气虚多痰之肥胖的治法，对肥胖病的病因和治疗的方法认为温养命门气自足，补火生土痰自消，这与现实生活中利用高温使水湿之处湿气得到蒸腾有异曲同工之妙。因此，用罐灸疗法，以其温阳利水、健脾化湿、理气化痰的功效，可达到祛除痰湿、调和气血的目的。

4. 回阳固脱，升阳举陷

人体以阳气为生化之本，得其所则人寿，失其所则人夭，故阳病则阴盛，阴盛则为寒、为厥，或元气虚陷，脉微欲脱。由于艾叶有纯阳的性质，再加上火本属阳，两阳相得，往往可以起到扶阳固脱、回阳救逆、挽救垂危之疾的作用。

罐灸可以起到益气温阳、升阳举陷、安胎固经等作用，气虚下陷，脏器下垂之证多用罐灸治疗。罐灸对卫阳不固、腠理疏松者，亦有效果。

5. 拔毒泄热，止痛生肌

罐灸的艾火温热，能使腠理打开，毛窍通畅，使热有路可去，即"以火引火"，以热引热，使热外出。罐灸能散寒，又能清热，对机体原来的功能状态可起到双向调节作用。罐灸法同时具有消肿止痛、解毒生肌之效，用于治疗外科疮疡初起红肿热痛及瘰疬等。对于疮疡溃久不愈者，有促进愈合、生肌长肉的作用。

6. 防病保健，延年益寿

罐灸同达法不但能治病，而且有防病保健和延年益寿的功效。灸法的防病保健作用在古代就得到了重视。《扁鹊心书》指出："人于无病时，常灸关元、气海、命门、中脘，虽未得长生，亦可得百余岁矣。"罐灸法之所以能够保健强身，是由于灸能扶阳培元。

人体以阳气为本，有"卫外而为固"的作用，人若阳气常盛，则病邪不易侵犯，身体就会强健而不易发生疾病。常罐灸关元、气海、命门、足三里等穴可起保健作用。罐灸法可以调整机体脏腑功能，促进新陈代谢，改善微循环，增强免疫力，从而起到扶正祛邪的作用。

第四章
宇泉罐特色调理法

宇泉罐疗应用范围广，能治疗多种病症，既能调理很多慢性疾病，还可治疗一些急性疾病。在临床上，可以根据罐诊结果进行辨证论治，根据患者的不同病情，制订不同的罐疗方案进行调理。宇泉罐疗操作方法多种多样，能够把针灸、磁疗、艾灸、药疗等功能综合利用并充分发挥出来，切实起到事半功倍的效果。

第一节　宇泉罐综合调理法

罐诊为罐疗明确了方向，罐法为罐疗提供了保障，正确的方案是疗效的根本。宇泉罐疗综合调治法实现了中医外治和现代医疗手段的结合，保证了宇泉罐疗综合调治的效果，罐诊、罐疗、罐法三位一体，为宇泉罐疗综合调治创造了条件。

宇泉罐疗综合调治法把传统中医的外治疗法（拔罐、针灸、点穴、按摩、艾灸、导引）和现代医疗手段（注药、磁疗、红外线等）相结合，集于宇泉罐上，在宇泉罐疗综合调治法中，实现了一罐多疗、一罐多穴、一罐多灸、一罐多治、多病同治等综合效应，为治疗疾病、养生保健、预防疾病开辟了新途径。宇泉罐疗综合调治法曾被高度评价为中医治疗和西医治疗完美结合的典范。宇泉罐疗综合调治法真正实现了整个调治过程中不吃药、不打针、无创伤、无痛苦、无不良反应，是一种自然、绿色、物理疗法。

一、宇泉罐综合调理法的机制

宇泉罐疗能实现综合调治，依赖于宇泉罐构造的多功能性，罐具本身实现了拔罐效应、针灸效应、点穴按摩效应、艾灸效应、磁疗效应、红外线效应及注射给药效应的综合。在拔罐负压的作用下，皮肤的毛孔充分打开，体内的风、寒、热、燥、湿、毒被拔出体外，随之罐内磁柱作用于经络穴位，实现了疏通经络，打通血脉，使阴阳相对平衡的目的。装在罐内磁柱上的远红外线负压圈保持了相对稳定的力度，并巧妙利用人体自身的呼吸，使罐内带有远红外线的负压圈磁柱也随之上下运动，受力的皮下组织、肌肉、筋骨得到了按摩，促进了人体气血的相互交感，微循环得到了改善。把罐灸放置于特定的部位、穴位，通过释放或点燃的艾灸热能，使空虚的血脉瞬间得到热灸的能量，进一步加强了罐疗活血化瘀、行气止痛、消炎散结的功效。宇泉罐整体协同作战，在拔罐负压的作用下，人体病灶部位组织、器官、细胞的炎性物质和积液被排出体外，从而促进了机体的新陈代谢，同时，由于宇泉罐磁疗的作用，将体内有害重金属和病理产物吸拔到体外排出，起到了双重调节人体内外疾病的效果。

二、宇泉罐综合调理法的功效

1. 拔罐效应

拔罐作用于身体皮肤表面，在罐内负压作用下生成的吸拔力量有效刺激经络感应传导，带动气血循环，将脏腑的疾病引出皮肤表面，同时体内的多种有害物质——风、寒、湿、燥、毒气、瘀血、痰饮多种致病因素及病理物质，直接透皮通过张开的毛孔迅速排出体外，解除了压力，疏通了血脉，因而起到了治疗疾病的效果。

2. 针灸效应

宇泉罐疗融入了传统针灸功能，在拔罐的同时，通过备用孔将银针直接插入罐体，通过摩擦，改变磁力线达到针灸效应，起到治疗的作用。

3. 点穴按摩效应

通过宇泉罐叩拔产生负压，使罐内负压圈和磁柱作用于人体穴位，起到穴位点压刺激作用，使受刺激局部的温度升高、毛细血管扩张，血液循环和淋巴循环改善，起到疏通经络、调和气血的功效。

4. 艾灸效应

宇泉罐把传统艾灸与罐疗完美地结合在一起，实现了罐灸同达的多重功能，并通过调整罐灸的高度、角度来决定温度，针对不同体质的人群进行调理，从而起到不同的作用。

5. 注药效应

将宇泉罐叩拔于人体后，把治疗相应疾病的药液注入罐内，透过皮肤腠理吸收。随着血液循环，将药物带到病灶部位，从而达到治疗的效果。

6. 磁疗效应

宇泉罐叩拔于人体后，罐内产生负压，罐体物理磁场和人体生物磁场共振，起到快速镇痛、镇静、抗感染、消肿、降压、降血脂、止泻、软化瘢痕、松解粘连等作用。

7. 红外线效应

宇泉罐作用于人体后，罐内产生负压，罐内红外线负压圈在接触人体皮肤后，通过人体自身的温度，使含有远红外线的材料发生红外线作用，使人体血流加速，从而快速改变人体微循环，使无氧、缺血的内环境得到有效改善。

8. 综合效应

宇泉罐作用于人体后，把运气、导引、拔罐、针灸、按摩、刮痧、灸疗、注药等中医方法和西医学的磁疗、远红外线结合在一起，所以宇泉罐具综合功能比单一的某种方法效果更显著。

人体体表与内在脏腑是一个不可分割的整体，在机能上有着密切的联系。各个脏腑通过经络血脉相联系，施治于外，即可作用于内。内病外治亦有良效，外治于体表可达脏腑，治在局部而通达全身，与内治比较只是运用的方法和刺激的途径不同而已。且外治还可调节全身气机，发挥整体效应。

宇泉综合调治主要通过穴位、经络效应，将拔罐、磁疗、药疗、针灸、艾灸等手段施治于体表，通过对局部经穴的刺激作用，调节经络的气血运行盛衰而发挥治疗作用。

三、宇泉罐脏腑综合调理法

人体是由五脏六腑、四肢百骸、五官七窍、筋骨肌肉等部分组成的，它们之间是一个紧密相连的统一整体，在生理上相互支持，在病理上相互影响。无论是外感风邪，还是内伤情志，只要殃及一脏一腑，与其相关的脏腑组织便会受到影响，因此，在患者诸多的症状中，应诊出所有受病的相关脏腑组织，分析其中的病理关系，分清主次轻重，有针对性地进行综合调治，才能达到较理想的治疗效果。这便是传统中医治病的整体观，而综合调理法恰恰是宇泉罐疗的最大特色之一。

1. 宇泉肺功能区调理法

此法能使肺功能健旺，气血输送畅达，人体抵抗力增强，脏腑安和。

调理病证　咳嗽、喘促、呼吸困难、痰多、气逆、上呼吸道感染、咽喉肿痛、气短胸闷、慢性呼吸道感染、感冒、畏寒发热、鼻塞流涕、肢体酸痛等。

叩拔选穴　**体后**：身柱；**体前**：中府、解溪。

注药选穴　**体后**：肺俞；**体前**：天突。

玄针选穴　**体后**：大椎；**体前**：膻中。

罐灸选穴　**体后**：命门（五星罐灸）；**体前**：神阙（五星罐灸）。

调理时间　背部 16 分钟 / 次；胸前 15 分钟 / 次。

调理疗程　10 次 / 疗程，建议调理 3 个疗程。

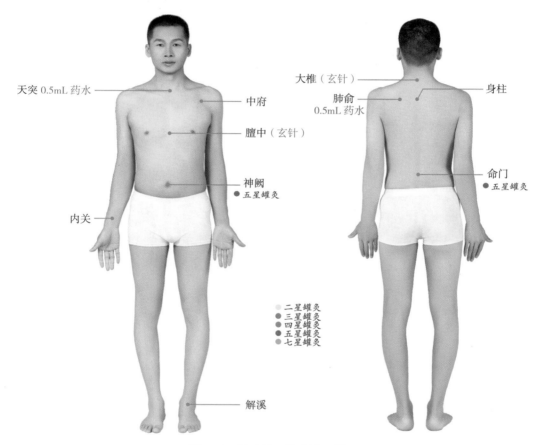

图 4-1　肺功能区综合调理图示

2.宇泉心功能区调理法

此法能使心气旺盛，血液流注并营养全身，精神焕发，神采奕奕，面色也会变得红润有光泽。

调理病证　心肌缺血、心悸、头晕、气短、心肌炎、心律不齐、冠心病、胸闷、气短、心前区隐痛等。

叩拔选穴　**体后**：风池；**体前**：锁骨、内关。

注药选穴　**体后**：大椎；**体前**：三阴交。

玄针选穴　**体后**：身柱；**体前**：膻中。

罐灸选穴　**体后**：命门（五星罐灸）；**体前**：神阙（五星罐灸）。

调理时间　背部 16 分钟 / 次；胸前 15 分钟 / 次。

调理疗程　10 次 / 疗程，建议调理 3 个疗程。

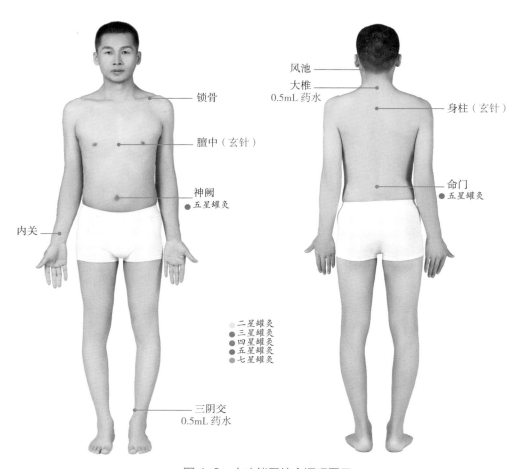

图 4-2　心功能区综合调理图示

3.宇泉胆功能区调理法

此法能促进消化，使人胆气勇壮，判断事物果断。

调理病证　神经衰弱、失眠、善惊易恐、恶闻声响、胆囊炎、口干、口苦、食后腹胀、胆气不舒、噩梦纷纭、胆排泄功能差、纳呆等。

叩拔选穴　**体后**：肾俞、殷门；**体前**：阳陵泉、阴陵泉、丘墟。

注药选穴　**体后**：胆右侧功能区；**体前**：胆右侧功能区。

玄针选穴　**体前**：内关。

罐灸选穴　**体前**：神阙（五星罐灸）。

调理时间　背部 16 分钟 / 次；胸前 15 分钟 / 次。

调理疗程　10 次 / 疗程，建议调理 3 个疗程。

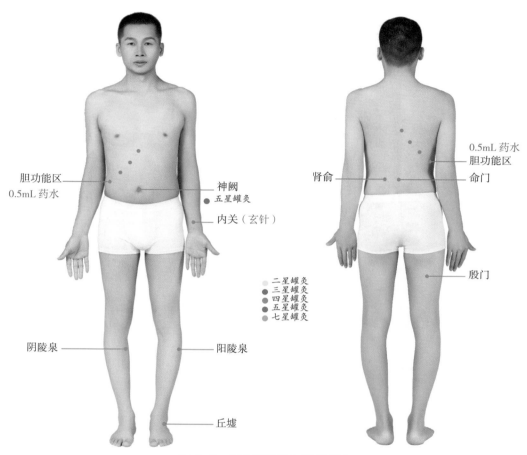

图 4-3　胆功能区综合调理图示

4. 宇泉脾功能区调理法

此法能使脾的运化功能正常，使人食欲旺盛，口味正常，肌肉丰满，壮实有力。

调理病证　消化不良、低血压、头晕、口苦、口腻、口唇起疮、灼热痒痛、脾功能失调、食欲不振、腹胀、腹泻、胃胀满等。

叩拔选穴　**体后：**大椎、脾区包围、大肠俞、外关；**体前：**上脘、神阙。

注药选穴　**体后：**胃俞；**体前：**天枢。

玄针选穴　**体后：**脾俞；**体前：**中脘。

罐灸选穴　**体后：**命门（五星罐灸）；**体前：**足三里（三星罐灸）。

调理时间　背部 16 分钟 / 次；胸前 15 分钟 / 次。

调理疗程　10 次 / 疗程，建议调理 3 个疗程。

第四章　宇泉罐特色调理法

57

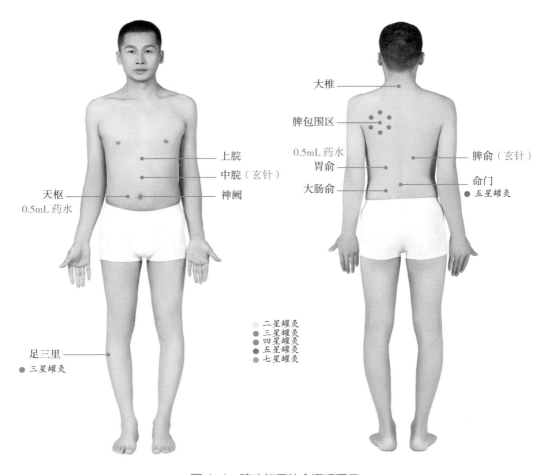

图 4-4 脾功能区综合调理图示

（图中标注）
上脘
中脘（玄针）
天枢
0.5mL 药水
神阙
足三里
● 三星罐灸

大椎
脾包围区
0.5mL 药水
胃俞
大肠俞
脾俞（玄针）
命门
● 五星罐灸

○ 二星罐灸
◐ 三星罐灸
◻ 四星罐灸
◼ 五星罐灸
◉ 七星罐灸

5. 宇泉肝功能区调理法

此法能使人情绪稳定，乐观豁达，养肝明目，养一身之气血。

调理病证　精神萎靡不振、膝软无力、不耐疲劳、肝火上炎、易怒、头晕眼花、迎风流泪、腰酸膝软、抽筋、脂肪肝、眼眶痛、两胁胀痛、视物模糊等。

叩拔选穴　**体后**：风池、肾俞、殷门；**体前**：天突、中府、阳陵泉、阴陵泉。

注药选穴　**体后**：肝区包围；**体前**：丘墟。

玄针选穴　**体后**：大椎；**体前**：膻中。

罐灸选穴　**体后**：命门（五星罐灸）、涌泉（四星罐灸）；**体前**：神阙（五星罐灸）。

调理时间　背部 16 分钟 / 次；胸前 15 分钟 / 次。

调理疗程　10 次 / 疗程，建议调理 3 个疗程。

58

中华宇泉
罐诊罐疗秘要

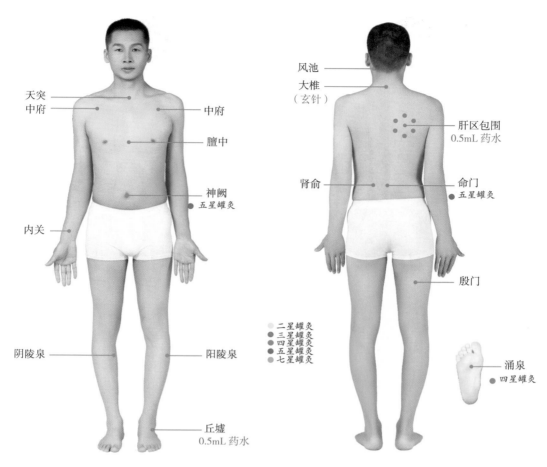

天突 —
中府 —
膻中
中府
神阙
五星罐灸
内关
阴陵泉
阳陵泉
丘墟
0.5mL 药水

风池 —
大椎
（玄针）
肝区包围
0.5mL 药水
肾俞
命门
五星罐灸
殷门
涌泉
四星罐灸

● 二星罐灸
● 三星罐灸
● 四星罐灸
● 五星罐灸
● 七星罐灸

图 4-5　肝功能区综合调理图示

6.宇泉胃功能区调理法

此法可以助消化，使胃受纳腐熟功能正常，使人体气血充足。

调理病证　消化不良、胃寒、遇冷则痛、胃炎、消谷善饥、胃脘灼痛、牙龈肿痛、胃积食、食欲不佳、胃胀等。

叩拔选穴　**体后：**大椎、大肠俞；**体前：**神阙、天枢。

注药选穴　**体后：**胃俞；**体前：**胃脘。

玄针选穴　**体后：**脾俞；**体前：**上脘。

罐灸选穴　**体后：**命门（五星罐灸）；**体前：**中脘（五星罐灸）、足三里（三星罐灸）。

调理时间　背部 16 分钟 / 次；胸前 15 分钟 / 次。

调理疗程　10 次 / 疗程，建议调理 3 个疗程。

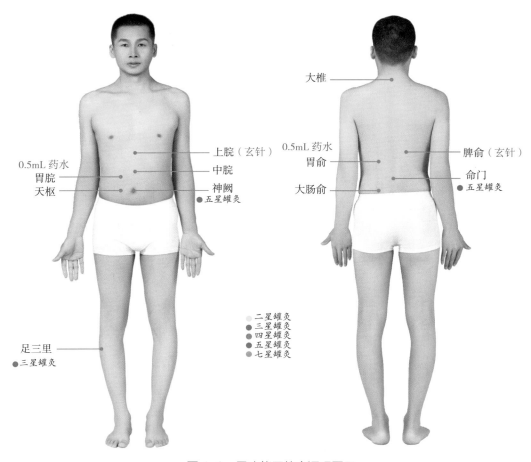

左侧竖排文字：

中华宇泉

罐诊罐疗秘要

图中标注（前面）：

0.5mL 药水
胃脘
天枢

上脘（玄针）
中脘
神阙
●五星罐灸

足三里
●三星罐灸

图中标注（后面）：

大椎

0.5mL 药水
胃俞
大肠俞

脾俞（玄针）
命门
●五星罐灸

图例：
○ 二星罐灸
● 三星罐灸
◻ 四星罐灸
● 五星罐灸
● 七星罐灸

图 4-6　胃功能区综合调理图示

7.宇泉大小肠功能区调理法

此法能吸收精微和津液、水分，助大肠将食物残渣排出体外。

调理病证　大便稀、腹胀、大便干燥、腹泻、大便不成形、口有异味、头晕、小便黄等。

叩拔选穴　**体后：**大椎、脾俞、胃俞；**体前：**上脘、中脘、足三里。

注药选穴　**体后：**大肠俞；**体前：**天枢。

玄针选穴　**体后：**外关；**体前：**神阙。

罐灸选穴　**体后：**命门（五星罐灸）；**体前：**中极（五星罐灸）。

调理时间　背部 16 分钟 / 次；胸前 15 分钟 / 次。

调理疗程　10 次 / 疗程，建议调理 3 个疗程。

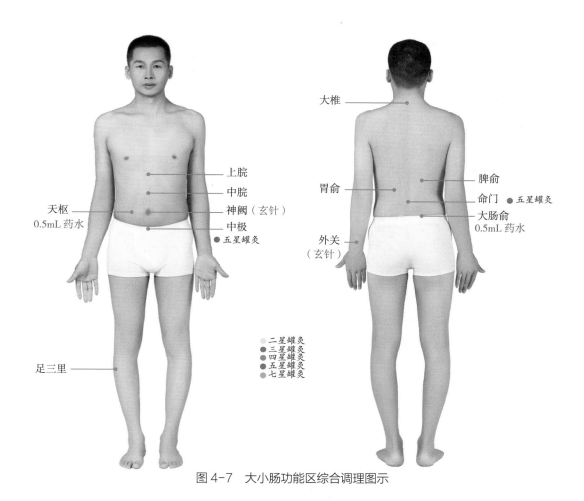

图 4-7　大小肠功能区综合调理图示

8.宇泉肾功能区调理法

此法能使肾中精气充足，使人生长发育正常，生殖功能正常，记忆力强，思维敏捷，耳目聪明，调节全身阴阳平衡。

调理病证　肾功能低下、腰痛腰酸、腰肌劳损、下肢浮肿、头晕、肾亏、耳鸣等。

叩拔选穴　**体后：**大椎、膀胱俞、环跳、承扶；**体前：**足三里。

注药选穴　**体后：**肾俞；**体前：**关元。

玄针选穴　**体后：**长强；**体前：**三阴交。

罐灸选穴　**体后：**命门（五星罐灸）、涌泉（四星罐灸）；**体前：**神阙（五星罐灸）。

调理时间　背部 16 分钟 / 次；胸前 15 分钟 / 次。

调理疗程　10 次 / 疗程，建议调理 3 个疗程。

第四章　宇泉罐特色调理法

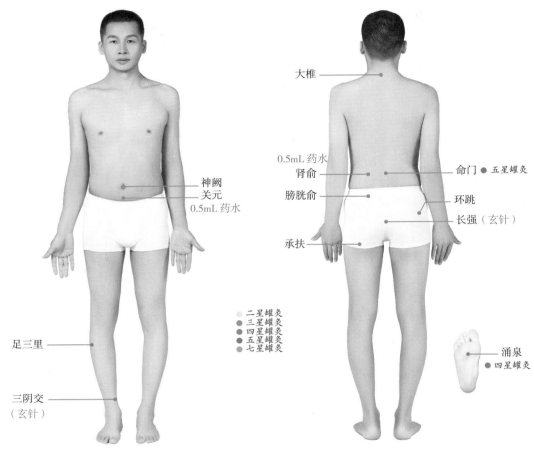

图 4-8　肾功能区综合调理图示

9.宇泉膀胱功能区调理法

此法能使肾与膀胱气化正常，排尿、贮尿正常。

调理病证　性功能低下、尿频、前列腺肥大、前列腺增生、前列腺炎、尿淋沥不尽、尿不畅、尿灼热、尿痛；手脚冷、附件炎、宫寒血瘀、月经不调。

叩拔选穴　**体后**：大椎、肾俞、殷门；**体前**：神阙、足三里。

注药选穴　**体后**：膀胱俞；**体前**：子宫双穴。

玄针选穴　**体后**：长强；**体前**：三阴交。

罐灸选穴　**体后**：命门（五星罐灸）、涌泉（四星罐灸）；**体前**：中极（五星罐灸）、血海（四星罐灸）。

调理时间　背部 16 分钟 / 次；胸前 15 分钟 / 次。

调理疗程　10 次 / 疗程，建议调理 3 个疗程。

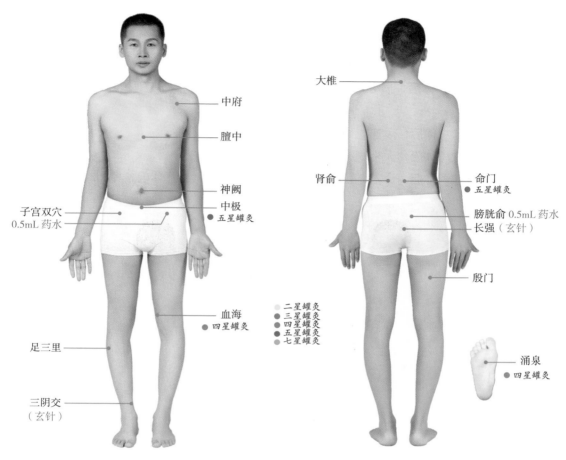

中府

膻中

神阙

中极
五星罐灸

子宫双穴
0.5mL 药水

血海
四星罐灸

足三里

三阴交
（玄针）

大椎

肾俞

命门
五星罐灸

膀胱俞 0.5mL 药水

长强（玄针）

殷门

涌泉
四星罐灸

○ 二星罐灸
● 三星罐灸
● 四星罐灸
● 五星罐灸
● 七星罐灸

图 4-9　膀胱功能区综合调理图示

第二节　宇泉罐常见疾病调理法

很多疾病的发生并非单纯某个脏腑的病变，而是各个脏腑间互相影响传变的结果。宇泉罐疗的指导方针是综合调理，通过整体性的治疗调理，使疗效最大化。

在多年的罐疗临床实践中，笔者总结出了一整套规律可循、行之有效的综合调理方法，其原理简单，操作易于掌握，罐效良好，非常适合普及推广，没有中医基础的普通大众也能轻松入门。

本节汇总了部分常见疾病的宇泉罐疗配穴方案，供各位读者学习参考。人人可学，学了就能用；人人可用，用了就有效。自利利他，自助助人。

一、中风

中风又名"卒中"。本病多由忧思恼怒、饮食不节、恣酒纵欲等因，致阴阳失调，脏腑气血错乱。临床表现以猝然昏仆、不省人事、口眼㖞斜、手足不遂为主要特征，亦有未见昏仆，仅见喝僻不遂者。因本病发病急剧，变化迅速，与善行而数变之风邪特性相似，故古人以此类比，名为中风。

宇泉罐疗有方

叩拔选穴 **体后**：肩井、天宗、八髎、环跳、承山；**体前**：颊车、中脘、内关、三阴交。

注药选穴 **体后**：风池、肩髃。

玄针选穴 **体后**：大椎、合谷；**体前**：足三里。

罐灸选穴 **体后**：命门（五星罐灸）、涌泉（四星罐灸）；**体前**：神阙（五星罐灸）。

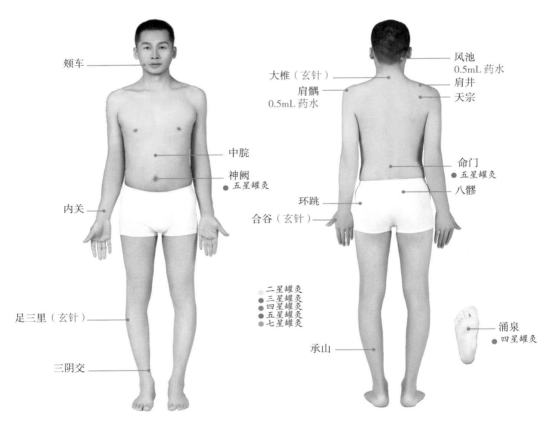

图 4-10 宇泉特色调理中风图示

叩拔时间 **体后**：16 分钟；**体前**：15 分钟。

罐疗说明 宇泉罐疗根据肢体功能缺损程度和状态，可使用不同手法进行拔罐调理，以增强全身关节活动度，缓解疼痛，抑制痉挛和被动运动等。例如肩三罐（肩髃穴、肩前区、肩后区）、膝三罐（膝盖功能区，内、外膝眼）等关节部位拔罐，亦可配合推拿及功能锻炼治疗。

调护建议 ①减少熬夜，长期熬夜会导致人体不断分泌肾上腺素，很容易导致血压升高，加大中风的风险。②饮食要健康，戒高盐高脂饮食，戒烟戒酒，以减少脑血栓的发生概率。③学会调节情绪，过于焦虑和暴躁也会导致中风；如果发现有中风的迹象，应马上治疗，降低中风的概率。

二、面瘫

面瘫，古称口僻，俗称吊线风，为足阳明筋脉之患。其表现为一侧鼻唇沟变浅，轻则口角㖞向另一侧，重则口角流涎，咀嚼时食物滞留在患侧齿颊之间，因面瘫口㖞，说话吐字不清。本病不伴有偏瘫，属周围性面瘫。

宇泉罐疗有方

叩拔选穴 **体后：** 风池；**体前：** 颊车、印堂、肩井、肩髃。

注药选穴 **体后：** 大椎；**体前：** 内关。

玄针选穴 **体后：** 身柱、合谷；**体前：** 膻中。

罐灸选穴 **体后：** 命门（五星罐灸）；**体前：** 神阙（五星罐灸）。

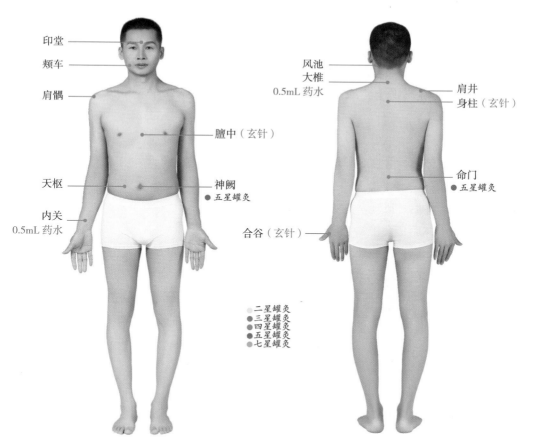

图 4-11　宇泉特色调理面瘫图示

叩拔时间　体后：16 分钟；体前：15 分钟。

罐疗说明　宇泉罐疗治疗本病，通过对局部穴位长时间的刺激，使药物不断渗透，充分吸收，起到类似针刺特定穴的功能，有力地刺激了神经，使支配肌肉的神经兴奋性增强，通过经络的传感作用，益气血，调阴阳，使病部得到气血营养，从而消除面部神经炎性水肿，改善组织营养，促进神经修复，提高瘫痪肌群的张力等，使症状消失，从而达到良好的治疗效果。

调护建议　①患者多为突然起病，难免会产生紧张、焦虑、恐惧的情绪，要根据不同的心理特征，耐心做好解释和安慰疏导工作，缓解其紧张情绪，使患者情绪稳定，提高治疗效果。②患者由于眼睑闭合不全或不能闭合，瞬目动作及角膜反射消失，角膜长期外露，易出现眼内感染，平日应减少用眼，外出时戴墨镜保护，同时滴一些有润滑、抗感染、营养作用的眼药水，睡觉时可戴眼罩或纱布块保护。③面瘫患者应注意不能用冷水洗脸，避免直接吹风，注意天气变化，及时添加衣物，防止感冒，并于早晚自行按摩患侧，按摩时力度要适宜、部位要准确；只要患侧面肌能运动就可自行对镜子做皱额、闭眼、吹口哨、示齿等动作，这些练习对于防止麻痹肌肉的萎缩及促进康复是非常重要的。

三、头痛

头痛是指外感或内伤杂病以头痛为主要症状者。凡风寒湿热之邪外袭，或痰浊、瘀血阻滞，致使经气逆上，或肝阳上扰清窍，或气虚清阳不升，血虚脑髓失荣等均可引起头痛。

宇泉罐疗有方

叩拔选穴　体后：肝区、脾区、大肠俞；体前：印堂、锁骨、内关、中脘、关元、足三里、三阴交。

注药选穴　体后：风池。

玄针选穴　体后：大椎、合谷。

罐灸选穴　体后：命门（五星罐灸）；体前：神阙（五星罐灸）。

叩拔时间　体后：16 分钟；体前：15 分钟。

罐疗说明　宇泉罐疗具有镇痛、镇静及增加脑血流量、减小脑血流阻力的作用，能抑制血管活性中枢，调节周围血管的舒缩，可促使脑血流动力学得到改善，特别是能增加椎基底动脉供血，改善迷路动脉及内耳的血供，因此，对偏头痛有较好疗效。

调护建议　①患者生活要有规律，避免头痛的诱发因素，如精神紧张、睡眠不足及噪声和强光刺激。②避免食用引起偏头痛的食物，如酒类、奶类、巧克力、大量咖啡因等。

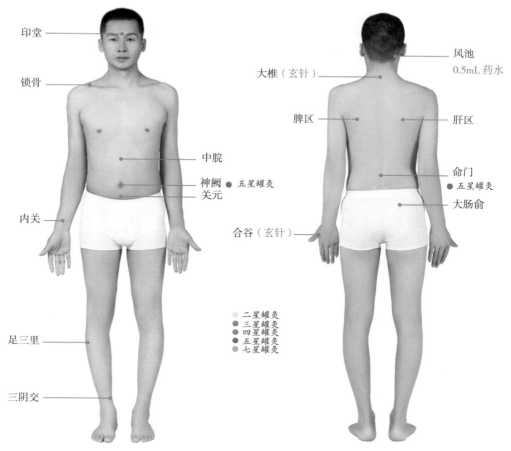

印堂

锁骨

中脘

神阙 ● 五星罐灸
关元

内关

足三里

三阴交

大椎（玄针）

脾区

合谷（玄针）

风池
0.5mL 药水

肝区

命门
● 五星罐灸

大肠俞

● 二星罐灸
● 三星罐灸
● 四星罐灸
● 五星罐灸
● 七星罐灸

图 4-12　宇泉特色调理头痛图示

四、眩晕

眩晕是目眩与头晕的总称。目眩即眼花或眼前发黑，视物模糊；头晕即感觉自身或外界物体旋转，站立不稳。二者常同时并见，故统称为"眩晕"。眩晕多属肝经的病变，可由风、火、痰、虚等多方面原因引起。

西医的耳性眩晕、脑性眩晕、高血压等，以眩晕为主要表现者，均可按本病罐疗法调理。

宇泉罐疗有方

叩拔选穴　**体后**：天宗、脾俞、承山、涌泉；**体前**：中府、华盖、期门、中脘、天枢、关元、足三里。

注药选穴　**体后**：风池。

玄针选穴　**体后**：大椎；**体前**：内关。

罐灸选穴　**体后**：命门（五星罐灸）；**体前**：神阙（五星罐灸）。

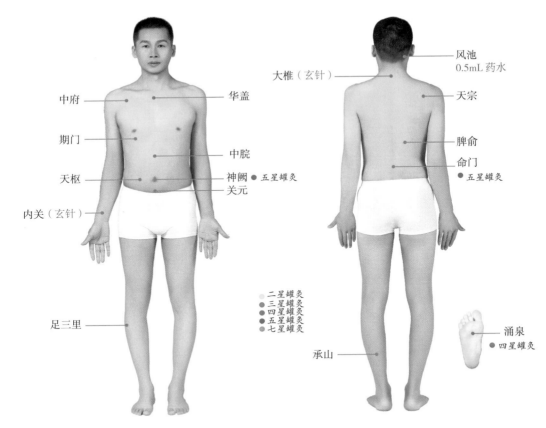

中府　　　　　　华盖
期门　　　　　　中脘
天枢　　　　　　神阙　●五星罐灸
　　　　　　　　关元
内关（玄针）

足三里

大椎（玄针）　　风池
　　　　　　　　0.5mL 药水
　　　　　　　　天宗

　　　　　　　　脾俞
　　　　　　　　命门
　　　　　　　　●五星罐灸

● 二星罐灸
● 三星罐灸
● 四星罐灸
● 五星罐灸
● 七星罐灸

承山

涌泉
● 四星罐灸

图 4-13　宇泉特色调理眩晕图示

叩拔时间　体后：16 分钟；体前：15 分钟。

罐疗说明　百会是治疗眩晕的有效穴位，宇泉罐灸百会穴时患者会感到头顶有温热之气，热力渗入脑内有舒服的感觉，这种感觉从颠顶沿督脉迅速下传，使邪气得降，清阳得升，患者此时顿觉头脑轻松，眩晕减轻，由此达到定眩醒神开窍的目的。

调护建议　①根据自己身体状况选择适当的锻炼方式、场地并坚持，以增强体质，增强心肺功能，调节、改善不良情绪，有助于协调睡眠和代谢功能。②多种因素可导致眩晕，不同病因的应对方式不同，如有反复、长期、严重、突发且无法解释的眩晕，建议及时就医排查。③通过改善血液循环，促进血液供应而减少眩晕发作。患者平日应加强保健意识，做好颈部保暖，可进行自我颈肩部按摩，保持良好坐姿或睡姿，戒烟戒酒，合理饮食，以上措施对预防颈源性眩晕的发生、发作具有重要作用。

五、不寐（失眠）

寐者，昧也，目闭神藏曰寐。不寐，古又称"不得眠""目不瞑"，今称"失眠"。叶天士《医效秘传》说："夜以阴为主，阴气盛则目闭而安卧，若阴虚为阳所胜，则终夜烦扰而不眠也。"不寐之故，虽非一端，总由阳不交阴所致。

西医学的神经衰弱、贫血等引起的失眠，可按本病罐疗法治疗。

宇泉罐疗有方

叩拔选穴 **体后**：安眠穴、肩井、八髎、殷门、委中、承山；**体前**：肩髃、华盖、中脘、天枢、关元、三阴交。

注药选穴 **体后**：肺俞、脾俞。

玄针选穴 **体后**：大椎；**体前**：内关。

罐灸选穴 **体后**：命门（五星罐灸）、涌泉（四星灸罐）；**体前**：神阙（五星罐灸）、足三里（三星罐灸）。

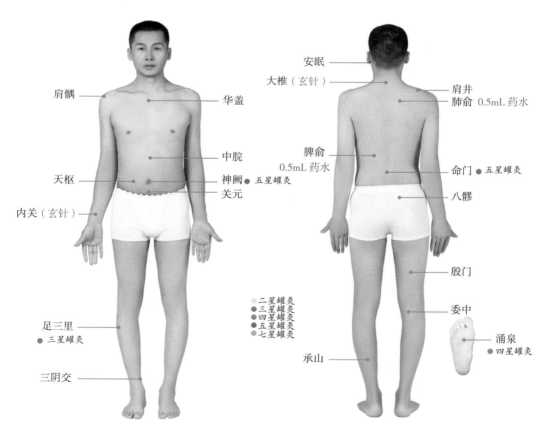

图 4-14　宇泉特色调理不寐图示

　　叩拔时间　体后：16分钟；体前：15分钟。

　　罐疗说明　心理治疗能帮助患者建立自信心，消除其对失眠的焦虑和恐惧。医者应帮患者解除精神紧张，使其保持乐观态度，减少对大脑的刺激，避免大脑产生过强应激反应，使大脑功能保持在正常平衡状态。心理治疗与宇泉罐疗相配合，二者相得益彰，既能对大脑功能紊乱起到良性调节作用，又能增强患者心理素质，达到协同效果。

　　调护建议　①养成良好的作息习惯，尽量避免熬夜，注意睡眠。②饮食调理，对于失眠的人，建议食用安神食物，如百合莲子粥等，避免进食炸鸡、汉堡、啤酒、甜品等。③对于主动熬夜者，首先应改变这一不良习惯，睡前不接触电子产品，以免大脑兴奋；因工作需要而必须熬夜的人，则需通过调理减少脏腑损伤。

六、久咳

　　咳嗽是肺系疾患的一个常见证候。多种内伤病因均能导致肺气失于宣发或肃降，使肺气上逆而引起咳嗽。时间久、病程长的咳嗽，称为久咳。

宇泉罐疗有方

　　叩拔选穴　体后：风池、脾俞、八髎、长强、承山；体前：中府、大包、中脘、天枢、神阙、足三里。

　　注药选穴　体后：大椎、肺俞；体前：天突。

　　玄针选穴　体前：解溪。

　　罐灸选穴　体后：命门（五星罐灸）、涌泉（四星罐灸）；体前：关元（五星罐灸）。

　　叩拔时间　体后：16分钟；体前：15分钟。

　　罐疗说明　咳嗽是一个常见的症状，多见于支气管炎等呼吸道疾病，本病急性期重在治标，慢性期重在治本。许多疾病都可以引起咳嗽，医者在治疗咳嗽的同时，还应积极地寻找原发性疾病并进行有效治疗，方能彻底解决咳嗽的问题。

　　调护建议　①戒烟，香烟中的有害物质可以直接刺激呼吸道，香烟不仅是吸烟者自身患慢性支气管炎的重要原因，烟雾还可以对周围人群呼吸道的健康也造成危害。②忌寒凉的食物，慢性支气管炎患者大多病程较长，脾、肺、肾阳气不足，对寒凉的食品反应比较大。过凉的食品可以使气管痉挛，不利于分泌物的排泄，从而加重咳喘，使痰不易咳出。此外寒凉食品还会导致痰阻塞气道，使咳喘加剧。③忌油炸及辛辣刺激的食物，油炸等油腻食品不容易消化，易生内热，可以助湿生痰，阻塞肺道，导致咳嗽气喘加重，而辛辣刺激的食物如辣椒、洋葱等，食后可助热生痰，还可以刺激支气管黏膜，使局部水肿导致咳喘加重。

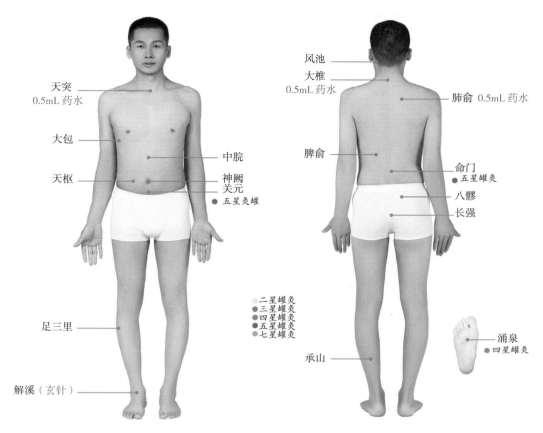

图 4-15　宇泉特色调理久咳图示

图中标注（正面，自上而下）：
天突　0.5mL 药水
大包
天枢
中脘
神阙
关元
● 五星灸罐
足三里
解溪（玄针）

图例：
○ 二星罐灸
● 三星罐灸
● 四星罐灸
● 五星罐灸
● 七星罐灸

图中标注（背面，自上而下）：
风池
大椎　0.5mL 药水
肺俞　0.5mL 药水
脾俞
命门
● 五星罐灸
八髎
长强
涌泉
● 四星罐灸
承山

七、胃脘痛

胃脘痛又称胃痛，以胃脘部疼痛为主要症状，多由忧思郁怒、肝木横逆犯胃，或饮食劳倦、损伤脾胃所致。

宇泉罐疗有方

叩拔选穴　**体后：**大椎、脾俞、八髎、涌泉；**体前：**天枢、关元、三阴交。

注药选穴　**体后：**胃俞；**体前：**胃脘。

玄针选穴　**体前：**中脘。

罐灸选穴　**体后：**命门（五星灸罐）；**体前：**神阙（五星灸罐）、足三里（三星罐灸）。

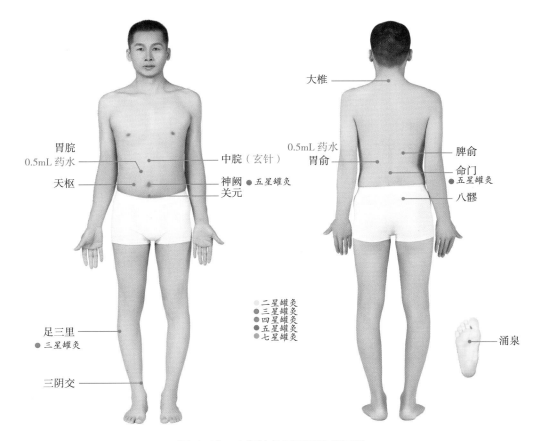

胃脘
0.5mL 药水
天枢
中脘（玄针）
神阙 ●五星罐灸
关元

大椎
0.5mL 药水
胃俞
脾俞
命门
●五星罐灸
八髎

●二星罐灸
●三星罐灸
●四星罐灸
●五星罐灸
●七星罐灸

足三里
●三星罐灸

三阴交

涌泉

图 4-16　宇泉特色调理胃脘痛图示

叩拔时间　**体后**：16 分钟；**体前**：15 分钟。

罐疗说明　宇泉罐疗治疗胃痛，具有明显的镇痛效果，如坚持治疗，亦能取得较好的远期疗效，并可促进溃疡的愈合。在三伏天进行宇泉罐灸对阳虚型、气滞型、瘀血型慢性胃痛具有较好的疗效，择时于四时阳气最盛之三伏天施治，体现了中医"寒则温之，虚则补之"及《黄帝内经》"春夏养阳，秋冬养阴"的治则，体现了中医天人相应的时间医学观点。

调护建议　①患者应注意饮食调养，规律饮食，定时定量，避免暴饮暴食，进食时应细嚼慢咽，避免刺激性的食物。②起居作息规律，保证充足睡眠，避免寒冷刺激，适当运动锻炼。③保持精神乐观，远恼怒、戒烟酒，对减少复发、促进康复有重要意义。

八、泄泻

泄泻是指大便次数增多，粪质溏薄或完谷不化，甚至泻出如水样的症状。本病主要由于湿胜与脾胃功能失调，而致肠腑清浊不分，水谷混杂，并走大肠而成。本病以夏秋两季较为多见，但一年四季均可发生。

宇泉罐疗有方

叩拔选穴 **体后：**大椎；**体前：**中脘、关元、内关、三阴交。

注药选穴 **体后：**脾俞、胃俞、大肠俞；**体前：**天枢。

玄针选穴 **体后：**身柱；**体前：**膻中。

罐灸选穴 **体后：**长强（五星罐灸），涌泉（四星罐灸）；**体前：**神阙（五星罐灸），足三里（三星罐灸）。

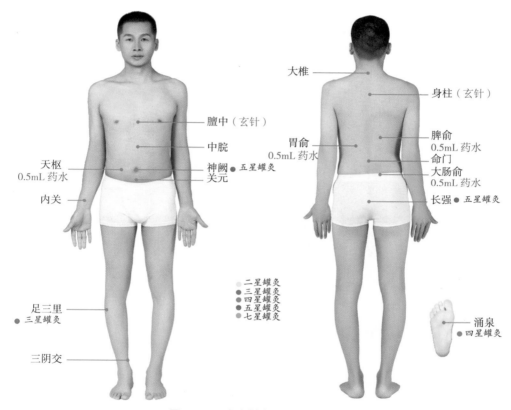

图 4-17 宇泉特色调理泄泻图示

叩拔时间 **体后：**16 分钟； **体前：**15 分钟。

罐疗说明 宇泉罐灸法是治疗腹泻的常用方法，罐灸法刺激脐部皮肤，经过神经反射的作用，激发身体的调节功能，使身体的某些抗体形成，提高人体的抗病能力和防御机能。同时罐灸法可通过刺激脐部改善局部的微循环，使胃肠道血管扩张，皮肤充血，血流量增加，既有利于小肠对水分的吸收，也有利于散热，从而达到止泻、退热、病愈之目的。

调护建议 ①预防脱水、水电解质紊乱，可服用温热的盐水、糖水、蜂蜜水或温水；②改变饮食习惯，不宜吃生冷、辛辣、干硬等不好消化的食物；③注意腹部的保暖，防止着凉。

九、便秘

便秘即大便秘结不通，指排便间隔时间延长，或虽不延长而排便困难者。本病多由大肠积热，或气滞、痰凝、阴阳气血亏虚，使大肠的传导功能失常所致。

宇泉罐疗有方

叩拔选穴 **体后**：胃俞、命门、大肠俞、承扶、承山；**体前**：中脘、神阙、关元、三阴交。

注药选穴 **体前**：外陵。

玄针选穴 **体后**：大椎、长强；**体前**：天枢。

罐灸选穴 **体后**：涌泉（四星罐灸）；**体前**：足三里（三星罐灸）。

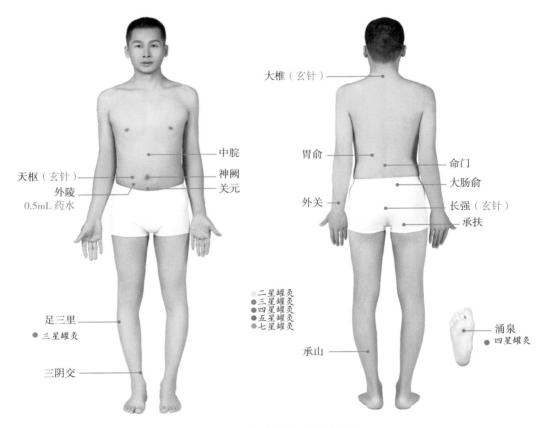

图 4-18　宇泉特色调理便秘图示

罐疗说明　宇泉罐疗叩拔通过不断刺激，使脐部皮肤的神经末梢进入活动状态，从而促进人体神经－体液调节作用，提高人体免疫功能，改善人体各组织器官的功能活动，调整自主神经功能，从而有防病治病的作用。其集药物和经络穴位于一体，治其外而通其内，故临床用宇泉罐疗治疗便秘均有良效。

调护建议 ①该病重在生活方式的改变，通过合理的饮食和运动、多饮水及建立良好的排便习惯等措施，可以缓解便秘症状或预防便秘。②多运动可以帮助增加肠道肌肉的活动，对于卧床、运动量少的老年患者益处更大。③通过深呼吸、心理意象或拔罐调理帮助缓解压力，减轻便秘症状。

十、腰痛

腰痛又称腰脊痛，是指腰部一侧或双侧，或脊中疼痛。

凡由脊柱及附近组织或内脏器官疾患所引起的腰痛，均可参照本病罐疗法调治。

宇泉罐疗有方

叩拔选穴　**体后：**胃俞、环跳、殷门、委中、承山；**体前：**中脘、天枢、关元、足三里、三阴交。

注药选穴　**体后：**肾俞、长强、承扶。

玄针选穴　**体后：**大椎、八髎。

罐灸选穴　**体后：**命门（五星罐灸）、环跳（五星罐灸）、涌泉（四星罐灸）；**体前：**神阙（五星罐灸）。

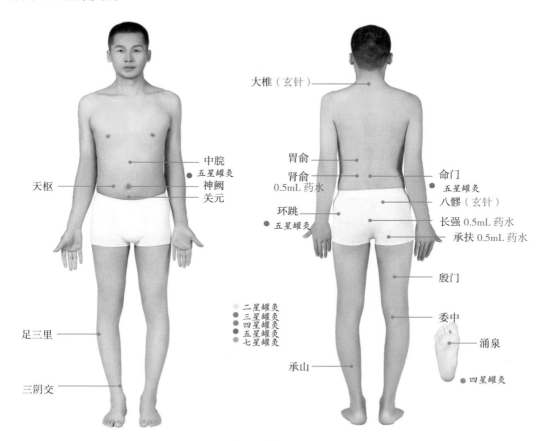

图 4-19　宇泉特色调理腰痛图示

第四章　宇泉罐特色调理法

叩拔时间　**体后**：16分钟；**体前**：15分钟。

　　罐疗说明　宇泉罐疗腰痛，主要穴位多位于腰部膀胱经和督脉附近。因太阳经及督脉行于背部，督脉又督一身之阳气，因此具有温煦阳气、激发经气的功效。从解剖结构来看，该区处于神经密集，在该区行罐疗可直接刺激硬脊膜、神经根、腰丛神经及脊神经后支，使气至病所。宇泉罐疗治疗腰痛既能止痛又能活血，起到了标本兼治的作用。

　　调护建议　①注意腰部保暖，避免着凉，睡觉以硬板床为宜。②避免咳嗽、打喷嚏，防止便秘。③症状好转后，可逐步进行背肌锻炼，并在做好腰部保护的情况下，下地做轻微活动，但是一定要注意避免过度负重，注意休息，以免腰突症状复发。

十一、遗精、早泄

　　遗精是指不因两性交媾而精液自行泄出的病证。究其病因，有用心过度，心不摄肾者；有思欲不遂，精失其位者；有色欲太过，滑泄不禁者；有年壮气盛，久旷无欲，精满自遗者；有湿热交蒸，精随湿热下注者。肾主藏精，肝主疏泄，心为之主宰。有梦曰遗精，无梦曰滑精。有梦为心病，无梦为肾病，湿热下注为小肠、膀胱病。旷欲日久，偶有遗泄，非病，乃精满自溢。

　　早泄是指交媾时间极短，甚至性交前即泄精的病症。

宇泉罐疗有方

　　叩拔选穴　**体后**：胃俞、肾俞、八髎、承山；**体前**：乳根、中脘、神阙、天枢、三阴交。

　　注药选穴　**体后**：长强。

　　玄针选穴　**体后**：大椎。

　　罐灸选穴　**体后**：命门（五星罐灸）、涌泉（四星罐灸）；**体前**：关元（五星罐灸）、足三里（三星罐灸）。

　　叩拔时间　**体后**：16分钟；**体前**：15分钟。

　　罐疗说明　遗精早泄为常见男性病，通过宇泉罐具独有的功能，根据不同的证型，配合使用不同的穴位，标本兼治，以更好发挥宇泉罐疗功能与穴位的治疗作用。

　　调护建议　①消除杂念，不看色情书画、录像、电影、电视，戒除手淫。②适当参加体育活动、体力劳动和文娱活动，增强体质，陶冶情操。③慎起居。少进烟、酒、茶、咖啡，以及葱、蒜等辛辣刺激性食品；睡觉时被褥不宜过厚，内裤不宜过紧。

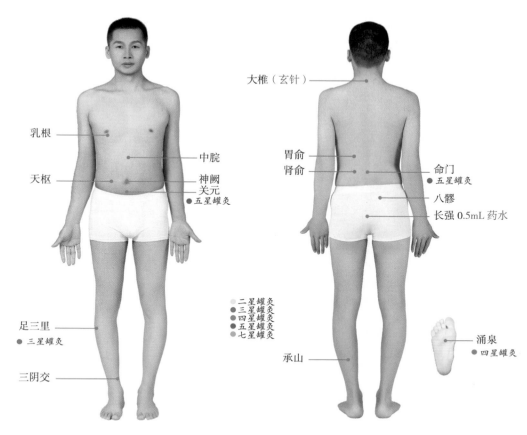

乳根

中脘

天枢

神阙
关元
● 五星罐灸

足三里
● 三星罐灸

三阴交

大椎（玄针）

胃俞
肾俞

命门
● 五星罐灸

八髎

长强 0.5mL 药水

● 二星罐灸
● 三星罐灸
● 四星罐灸
● 五星罐灸
● 七星罐灸

承山

涌泉
● 四星罐灸

图 4-20　宇泉特色调理遗精、早泄图示

十二、阳痿

凡男子阴茎痿弱不举，或举而不坚，或坚而不久，不能正常性交者，统称阳痿。

本病多由贪色纵欲、思虑伤心、惊恐伤肾或湿热蕴蒸，致使宗筋失养，缓纵不用。西医的性神经衰弱和某些慢性疾病表现以阳痿为主者，可按本病的罐疗方法调治。

宇泉罐疗有方

叩拔选穴　**体后**：肩井、胃俞、肾俞、八髎、承扶；**体前**：中脘、神阙、天枢。

注药选穴　**体后**：命门。

玄针选穴　**体前**：乳根。

罐灸选穴　**体后**：大椎（五星罐灸）、长强（五星罐灸）、涌泉（四星罐灸）；**体前**：关元（五星罐灸）、足三里（三星罐灸）。

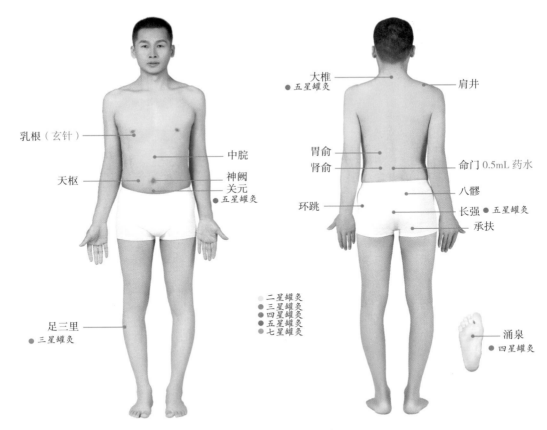

乳根（玄针）

中脘

天枢

神阙
关元
● 五星罐灸

足三里
● 三星罐灸

大椎
● 五星罐灸

肩井

胃俞
肾俞

命门 0.5mL 药水

八髎

环跳

长强 ● 五星罐灸
承扶

○ 二星罐灸
● 三星罐灸
● 四星罐灸
● 五星罐灸
● 七星罐灸

涌泉
● 四星罐灸

图 4-21　宇泉特色调理阳痿图示

叩拔时间　**体后**：16 分钟；**体前**：15 分钟。

罐疗说明　睾酮是睾丸间质细胞分泌的主要雄性激素，肾上腺皮质亦可分泌少量的睾酮，宇泉罐疗后可明显提高患者血中睾酮的含量，故推论本疗法可促进和调节人体下丘脑 – 垂体 – 肾上腺 – 性腺轴的功能，使阳痿患者原来处于低水平的睾酮分泌功能能得以恢复正常，从而使阳痿患者得到痊愈。

调护建议　①本病患者多存在不同程度的心理障碍，心理治疗要贯彻整个治疗过程。医者要帮助患者认识病因，解除心理负担，树立信心，消除性交恐惧心理，同时尽最大努力消除夫妻间的隔阂、误解及矛盾，改善夫妻关系，坚持夫妻同时治疗的原则。②治疗期间严禁同房。医者对患者需要有高度同情心和耐心，取得患者的配合方能获得良好的治疗效果。

十三、男性不育症

男性不育症系指夫妻有正常性生活 1 年以上，未避孕，由于男方因素造成女方无法自然受孕者。其与阳痿、遗精、早泄、精浊、白浊、淋证及"五不男"等病有关。此处重点讨论精液异常及输精管障碍所引起的男性不育。

西医学之性功能障碍及性功能不全、死精症、无精症、少精症、不射精症、精液不液化等，均可参照本病罐疗法调治。

宇泉罐疗有方

叩拔选穴 **体后：**肝俞、肾俞、八髎、会阴；**体前：**中脘、天枢、关元、三阴交。

注药选穴 **体后：**长强；**体前：**子宫双穴（经外奇穴，男女均有）。

玄针选穴 **体后：**大椎；**体前：**乳根。

罐灸选穴 **体后：**命门（五星罐灸）、涌泉（四星罐灸）；**体前：**神阙（五星罐灸）、足三里（三星罐灸）。

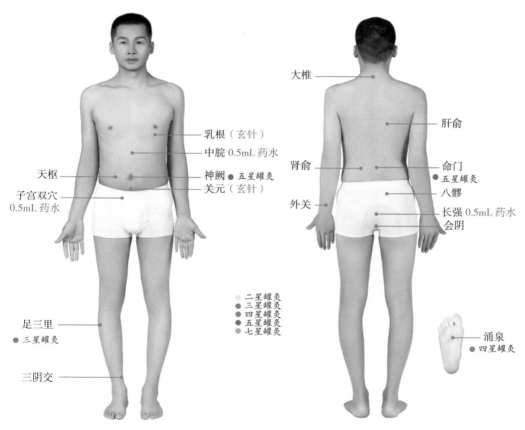

图 4-22　宇泉特色调理男性不育图示

叩拔时间 **体后：**16 分钟；**体前：**15 分钟。

罐疗说明 临床实践证明，宇泉罐疗治疗后，患者精液质量得到明显改善，其头晕多梦、遗精早泄、尿频尿急、腰骶酸痛等症状也能得到明显改善。宇泉罐疗可起到益肾通络、填精化滞的功效，使肾气充盛，精液得调。

调护建议　①日常生活中要避免吸烟、喝酒、接触放射线、蒸桑拿等；②性生活要有规律，性生活过频会对不育造成一定影响；③坚持调理身体，提高自身免疫力。

十四、月经不调

月经不调是指月经的周期，经血的色、量、质异常而言。上述诸方面的异常超过2～3个月经周期者，才属本病。本病致病因素比较复杂，病变重点在五脏辨证中，主要责之于肝肾两脏，奇经八脉中主要责之于冲任二脉。偶因情绪、气候及环境等因素引起的暂时改变非本病范畴。月经不调包括经行先期、经行后期、经行先后不定期、经量过多、经量过少等。诚如《圣济总录·妇人月水不调》中所谓："月水不调者，经血或多或少，或清或浊，或先期而来，或后期而至是也。"

宇泉罐疗有方

叩拔选穴　体后：肩井、肝俞、肾俞、八髎；体前：中脘、神阙、天枢、血海、三阴交。

注药选穴　体后：长强。

玄针选穴　体后：大椎。

罐灸选穴　体后：命门（五星罐灸）、涌泉（四星罐灸）；体前：中极（五星罐灸）、足三里（三星罐灸）。

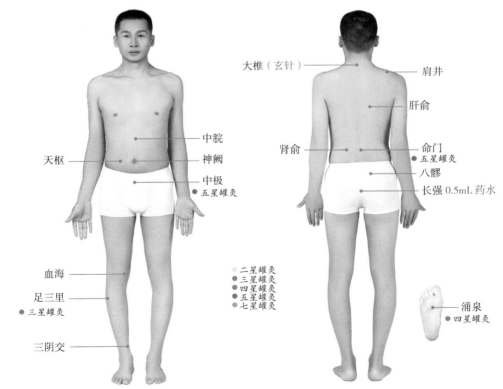

图4-23　宇泉特色调理月经不调图示

叩拔时间 体后：16分钟；体前：15分钟。

罐疗说明 宇泉罐疗重在治本调经，调理肝、脾、肾的功能和全身气血，使月经恢复正常。临床应根据疾病的轻重缓急，急则治其标，缓则治其本，例如来例假时腹部不适，可以用腹下三罐缓解；症状缓解后的调理，以补肾疏肝、健脾和胃、调理冲任气血为主。

调护建议 ①要注意经期不宜参加强体力劳动和剧烈运动，防止出现不适症状。②注意饮食调理，经前和经期少食生冷、辛辣刺激性食物，可适当多喝热水。③保持精神健康、心情舒畅，学会自我调节，避免不良情绪刺激。

十五、痛经

妇女正值经期或行经前后，发生小腹部疼痛异常，谓之"痛经"，亦谓"经行腹痛"。疼痛表现有阵发性的亦有持续性的，疼痛性质有胀痛、冷痛、刺痛等多种。严重时患者可伴有面色苍白、手足冷凉、汗出、恶心、呕吐，甚至昏厥。一般经血畅通后小腹疼痛常可缓解。痛经为妇科常见病，尤以青年女性好发。

宇泉罐疗有方

叩拔选穴 体后：脾俞、肾俞、八髎；体前：期门、中脘、天枢、神阙、三阴交。

注药选穴 体后：长强；体前：子宫双穴。

玄针选穴 体后：大椎、委中。

罐灸选穴 体后：命门（五星罐灸）、涌泉（四星罐灸）；体前：中极（五星罐灸）、血海（四星罐灸）、足三里（三星罐灸）。

叩拔时间 体后：16分钟；体前：15分钟。

罐疗说明 宇泉罐疗能缓解子宫的痉挛，从而使疼痛明显减轻，可以通过改善机体神经递质及激素来调节机体的免疫系统，从而影响机体的神经－内分泌－免疫系统，使其恢复到稳定而平和的状态。

调护建议 ①患者应注意补充营养，一般以蛋类、牛奶、瘦肉为主，还需多补充维生素、多吃水果，不要过度减肥。②女性朋友要注意保暖，尤其腰部以下，因为女性体质较弱，如果感受到了寒凉或者食用生冷瓜果，在经期保暖不佳又服用较寒凉的药物或食物，就会引发痛经及一些妇科疾病。③在月经期间还应注意外阴部清洁卫生，禁止使用阴道外用药物及坐浴。

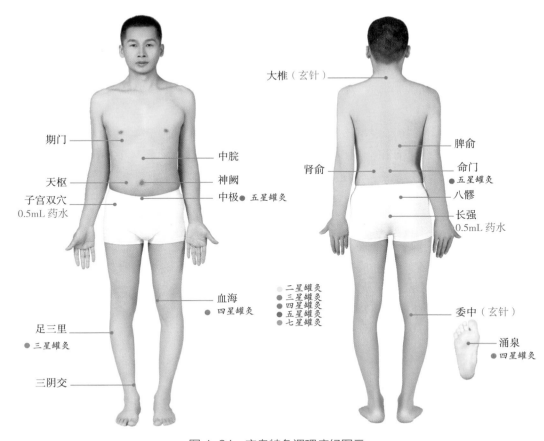

期门
天枢
子宫双穴
0.5mL 药水

中脘
神阙
中极 ● 五星罐灸

大椎（玄针）

肾俞

脾俞
命门
● 五星罐灸
八髎
长强
0.5mL 药水

血海
● 四星罐灸

足三里
● 三星罐灸

三阴交

○ 二星罐灸
◐ 三星罐灸
● 四星罐灸
● 五星罐灸
● 七星罐灸

委中（玄针）

涌泉
● 四星罐灸

图 4-24　宇泉特色调理痛经图示

十六、闭经

女子年龄超过 16 岁，仍不见月经来潮，或曾来过月经，但又停经连续 6 个月以上者，除妊娠和哺乳等生理因素导致者外，均称为闭经。闭经古今名称不一，亦名"不月""月闭""不月水""月水不来""月经不通""月事不通""月使不来""月信不期""歇经"等。

有些妇女由于气候、环境或其他生活条件的改变，偶发一两次月经不潮，或初潮少女，周期不准，偶见闭经，可不作闭经论。生殖系统先天异常，或后天生殖器官器质性损伤导致月经不至者亦不在此讨论。

西医学一般将闭经分为原发性和继发性两类，又根据病因分为真性闭经和假性闭经。假性闭经又称隐性闭经，即患者本有月经，但由于下生殖道先天性缺陷或后天性损伤造成闭锁，使经血不能外流。真性闭经除全身性疾病如严重贫血、结核、肾炎、心脏病、营养不良等原因外，精神过度紧张及内分泌功能失调、子宫内膜的病理改变亦可引发本病。真性闭经可按本病罐疗法调治。

宇泉罐疗有方

叩拔选穴 体后：身柱、八髎、殷门；体前：膻中、乳根、中脘、天枢、神阙、足三里、三阴交。

注药选穴 体后：长强。

玄针选穴 体后：大椎；体前：合谷。

罐灸选穴 体后：命门（五星罐灸）、涌泉（四星罐灸）；体前：关元（五星罐灸）、血海（四星罐灸）。

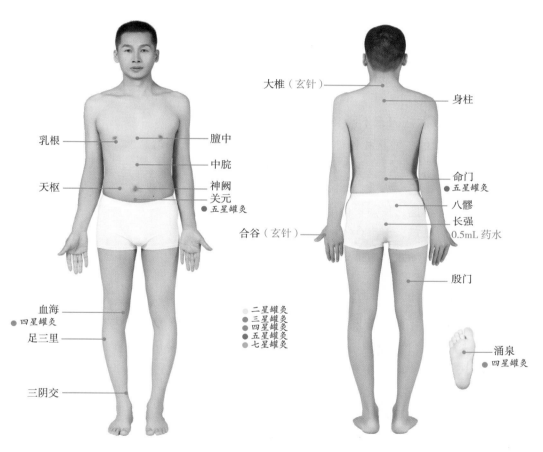

图 4-25　宇泉特色调理闭经图示

叩拔时间 体后：16 分钟；体前：15 分钟。

罐疗说明 本病发生多由气血亏虚、气滞血瘀、寒湿凝滞及肾精不足等引起，宇泉罐疗调理主要以罐灸同达技法刺激相应的穴位，起到调补气血、活血化瘀、祛寒除湿等作用。

调护建议 ①避免过度劳累，尤其避免熬夜，以免加重病情。②一定要保持心情愉悦，如果长期情绪抑郁会导致肝气郁结，影响卵巢功能，加重闭经。③在日常生

第四章　宇泉罐特色调理法

活中一定要注意增强体质，可做保健操、跳舞、慢跑等运动，这些都可以促进血液循环，增强身体免疫力。

十七、带下病

妇女阴道内少量白色无臭分泌物，称为白带。除经期前后或妊娠期间，白带略可增多之外，若白带量多且有异味，伴有周身不适症状，称带下病，属病态。

带下有广义和狭义之分。广义带下病泛指妇科疾病，因其病皆在带脉以下，故名。如《史记·扁鹊仓公列传》："扁鹊名闻天下。过邯郸，闻贵妇人，即为带下医。"狭义带下即本节所述之带下病，以其所下之物的颜色分为青带、黄带、赤带、白带数种，古书亦有将其分为青、黄、赤、白、黑五色带者。

西医学认为，妇女白带有生理、病理之别。生理性白带来自大小阴唇、前庭大腺、宫颈腺体及阴道黏膜，少量由子宫内膜分泌，其量及性状随月经周期而变化。病理性白带以其致病因素不同又可分为非炎症性、炎症性、异物刺激、癌肿等多种，临证可结合其颜色、性状和各种兼症，选用适宜的罐疗法调治。

宇泉罐疗有方

叩拔选穴 **体后：**八髎；**体前：**中脘、神阙、天枢、子宫双穴、足三里。

注药选穴 **体后：**长强；**体前：**曲骨。

玄针选穴 **体后：**大椎。

罐灸选穴 **体后：**命门（五星罐灸）、涌泉（四星罐灸）；**体前：**中极（五星罐灸）。

叩拔时间 **体后：**16分钟；**体前：**15分钟。

罐疗说明 带下病系湿邪为患，而脾肾功能失常又是其发病的内在条件，任脉损伤，带脉失约是带下病的核心病机。其治法主要是健脾、升阳、除湿。

调护建议 ①患者要注意饮食调养，减少房事，不要太过劳累。②应养成良好的卫生习惯，内衣勤洗勤换，注意经期卫生及孕产期调护，经期宜保暖，忌食生冷及冒雨涉水，对患有糖尿病、肺结核、贫血等慢性消耗性疾病的患者，在治疗本病的同时，要注意对原发病的治疗。

十八、黄带

黄带，指妇女阴道内流出淡黄色、稠黏的液体，甚则色浓如茶汁，或有臭秽气味，每兼少腹痛、腰酸痛、月经失调。清代傅青主谓："妇人有带下而色黄者，宛如黄茶浓汁，其气腥秽，所谓黄带是也。"

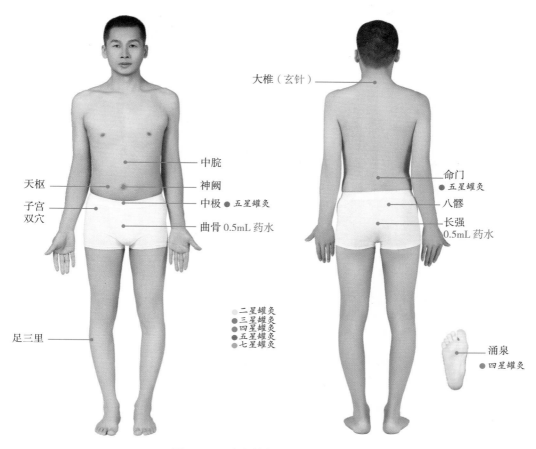

图 4-26 宇泉特色调理带下病图示

本病包括现代妇科学中的急、慢性宫颈炎和盆腔炎，为妇科常见病之一。长期慢性机械性刺激与损伤是宫颈炎的主要诱因，此外，常见的致病菌有淋球菌、金黄色葡萄球菌、结核分枝杆菌及阴道滴虫、阿米巴原虫等。

宇泉罐疗有方

叩拔选穴 **体后：** 肾俞；**体前：** 中脘、天枢、三阴交。

注药选穴 **体后：** 长强；**体前：** 中极。

玄针选穴 **体后：** 大椎。

罐灸选穴 **体后：** 命门（五星罐灸）、涌泉（四星罐灸）；**体前：** 神阙（五星罐灸）；足三里（三星罐灸）。

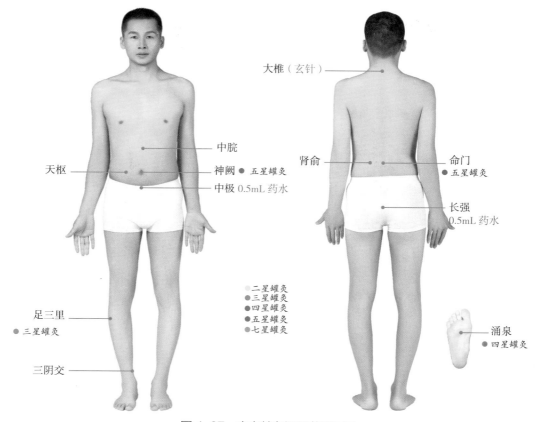

图 4-27　宇泉特色调理黄带图示

图中标注：
中脘
天枢
神阙 ● 五星罐灸
中极 0.5mL 药水
足三里
● 三星罐灸
三阴交
大椎（玄针）
肾俞
命门
● 五星罐灸
长强
0.5mL 药水
涌泉
● 四星罐灸

○ 二星罐灸
● 三星罐灸
● 四星罐灸
● 五星罐灸
● 七星罐灸

　　叩拔时间　**体后：** 16 分钟；**体前：** 15 分钟。

　　罐疗说明　黄带多因湿邪盛郁而化热，伤及任脉所致，宇泉罐疗通过罐体给药、罐灸同达法配合对应的穴位全身综合调理，可达到健脾祛湿、补任脉之虚、清热利湿的作用。

　　调护建议　①饮食宜清淡而富有营养，增强机体的抗病能力；同时应忌食辛辣刺激之品，以免酿生湿热，招致外邪。②注意个人卫生，勤换洗内裤，不与他人共用浴巾、浴盆，不穿尼龙或化纤织品的内裤，少穿紧身的牛仔裤。③注意性生活卫生，科学使用避孕套，以防止交叉感染。

十九、不孕症

　　女子婚后，配偶生殖功能正常，夫妇同居 1 年以上，有正常性生活，未避孕而未怀孕者，为原发性不孕。曾孕育过，其后未避孕，间隔 3 年以上未再受孕者，称为继发性不孕。此两种统称为不孕症。中医学中又有"无子""全不产""绝产""艰于子嗣"等名称。

　　凡因女子先天生殖器官畸形或缺陷导致不孕者，古谓"五不女"，非罐疗药物所能奏效，另有因男方因素而导致女方不孕者，亦不在此处讨论范畴。

西医学中，因卵巢功能异常及卵子生成障碍，造成阻碍精子、卵子结合或受精卵着床所引起的不孕，可按本病罐疗法调治。

宇泉罐疗有方

叩拔选穴　**体后**：身柱、胃俞、肾俞、八髎、承扶、殷门、承山；**体前**：膻中、中脘、天枢、子宫双穴、血海、三阴交。

注药选穴　**体后**：长强；**体前**：中极。

玄针选穴　**体后**：大椎。

罐灸选穴　**体后**：命门（五星罐灸）、环跳（五星罐灸）、涌泉（四星罐灸）；**体前**：神阙（五星罐灸）、足三里（三星罐灸）。

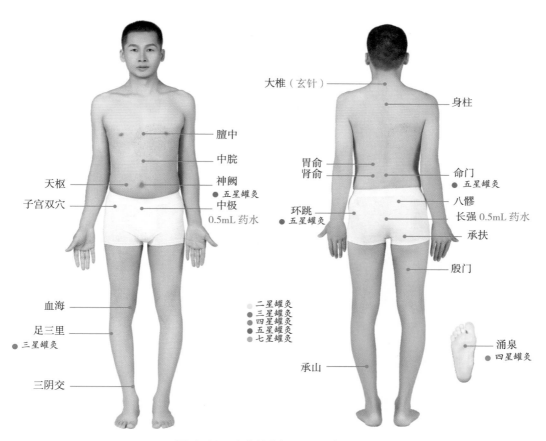

图 4-28　宇泉特色调理不孕症图示

叩拔时间　**体后**：16 分钟；**体前**：15 分钟。

罐疗说明　由于不孕症患者大多数有明显的精神、情绪消极或抑郁等心理因素，这要求我们在罐疗治疗的过程中不要忽视患者的精神及心理状态，应对其耐心解释、细心疏导，以增强患者战胜疾病的信心，取得患者配合，共同完成治疗。

第四章　宇泉罐特色调理法

调护建议 ①应早发现和早治疗导致不孕的原发疾病。减少手术及流产对预防不孕症非常重要。②注重自我保护。一些从事特殊工作的人，如接触辐射、某些有毒物质，应采取严格措施保护自己，以尽量减少不孕因素。③患者应养成良好的生活习惯，积极参加体育锻炼，增强体质，保持心情愉快，减少精神紧张。

二十、漏肩风

漏肩风又称"肩凝症""冻结肩""五十肩"，是以单侧或双侧肩关节酸重疼痛、运动受限为主要症状的一种病证。本病以 50 岁左右患者多见，女性多于男性。西医的肩关节周围炎可按本病治疗。

宇泉罐疗有方

叩拔选穴 **体后**：风池、肩胛骨缝；**体前**：中脘、天枢、关元、足三里。

注药选穴 **体后**：天宗、肩后、肩髃；**体前**：肩前。

玄针选穴 **体后**：大椎。

罐灸选穴 **体后**：命门（五星罐灸）；**体前**：神阙（五星罐灸）。

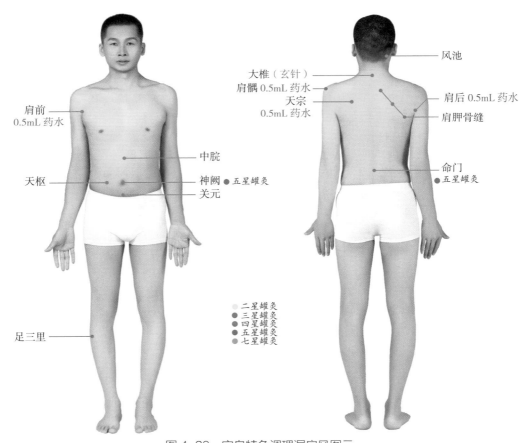

图 4-29 宇泉特色调理漏肩风图示

叩拔时间　**体后**：16 分钟；**体前**：15 分钟。

罐疗说明　肩周炎疼痛常在夜间加重，影响睡眠。用宇泉罐疗不伤肌肉，善行气血，可活血化瘀，以达"通则不痛"之功。罐灸具有温热渗透作用，能起到很好的化瘀通络之效，从而改善局部血液循环，滑利关节，松解粘连。

调护建议　①嘱患者进行肩关节功能锻炼，患者用双手扶墙从低往高"爬"，以观察健侧手与患侧手的差别。②体后拉毛巾运动：由健侧手握住毛巾一头，患侧手拉住毛巾另一头，健侧手渐渐向上拉动，反复多次。并做肩关节内收外展锻炼，每天 2 次或 3 次，每次 10～15 分钟。

二十一、落枕

落枕为颈项部强直酸痛不适，俯仰转动不能自如，并向一侧歪斜，甚则疼痛牵引患侧肩背及上肢的一种病症，又称"失枕""失颈""颈部伤筋"。

本病多见于成年人。颈肌劳损、颈项肌纤维组织炎、颈肌风湿、枕后神经痛、颈椎肥大等引起的斜颈，均可参考本部分内容进行治疗。

宇泉罐疗有方

叩拔选穴　**体后**：风池、天宗。

注药选穴　**体后**：肩井、肩髃。

玄针选穴　**体后**：大椎。

罐灸选穴　**体后**：命门（五星罐灸）；**体前**：神阙（五星罐灸）。

叩拔时间　**体后**：16 分钟；**体前**：15 分钟。

罐疗说明　宇泉罐疗治疗落枕有温经通络、祛风散寒、消肿止痛的作用。通过对经络腧穴及病变部位的叩罐，可使刺激力度直达深部痉挛之肌肉，扩张血管，改善局部微循环，从而促进气血流通，祛除邪气。

调护建议　①如果落枕频繁发作，可能是患了颈椎病，须引起注意。②平时应注意颈部保养，勿长时间使颈部过伸或过屈，枕头高度要适宜，避免受寒。

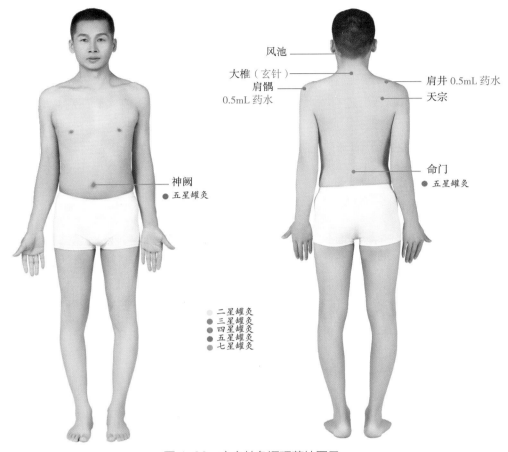

风池

大椎（玄针）
肩髃
0.5mL 药水

肩井 0.5mL 药水
天宗

神阙
● 五星罐灸

命门
● 五星罐灸

○ 二星罐灸
◐ 三星罐灸
◑ 四星罐灸
● 五星罐灸
● 七星罐灸

图 4-30　宇泉特色调理落枕图示

二十二、痔疮

痔疮是直肠下端、肛管和肛门边缘的静脉丛曲张形成的团块，团块表面为皮肤或黏膜覆盖，呈紫红色软性不规则状，突向直肠下端、肛管和肛门，突出部分又称痔块或痔核。临床表现为出血、痔块脱出、疼痛和瘙痒，偶尔发生局部坏死和溃疡。这是一种常见的肛肠外科疾病，以 20～40 岁成人多见，男、女发病率相近。临床上分为内痔、外痔和混合痔 3 种。在齿状线以上的痔称为内痔，齿状线以下的痔称为外痔，齿状线上下均有而且相连通者为混合痔。

宇泉罐疗有方

叩拔选穴　**体后**：胃俞、肾俞、八髎；**体前**：中脘、天枢、内关、足三里、三阴交。

注药选穴　**体后**：长强。

玄针选穴　**体后**：大椎；**体前**：关元。

罐灸选穴　**体后**：命门（五星罐灸）、涌泉（四星罐灸）；**体前**：神阙（五星罐灸）。

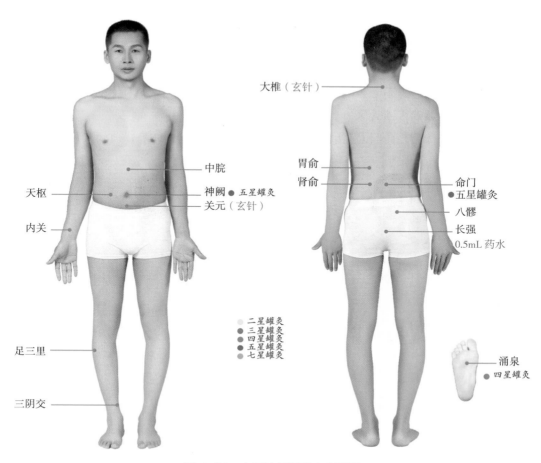

图 4-31 宇泉特色调理痔疮图示

叩拔时间 体后：16 分钟；体前：15 分钟。

罐疗说明 因痔疮的形成和静脉血液的循环有直接的内在联系，而宇泉罐疗配合长强穴刺络疗法，能快捷地改善直肠上、下静脉丛的血液循环。

调护建议 ①生活要有规律，多进行体育锻炼。②预防大便秘结，养成定时大便的习惯。③保持肛周清洁，避免久坐久立。④注意下腹部保暖，注意孕产期保健，常做提肛运动。

二十三、伤筋

伤筋亦称扭伤，是指四肢、关节或躯干部因扭挫、闪岔、跌仆、撞击、牵拉等原因，引起筋络、肌肉肿胀疼痛或关节活动障碍，而无骨折、脱臼、移位及皮肉破损的证候。西医的急慢性软组织损伤均可按本病罐疗法调治。

宇泉罐疗有方

叩拔选穴 体后：大椎、肝俞、肾俞、八髎、环跳、承山；体前：大包、中脘、天枢、关元、内关、足三里、三阴交。

注药选穴 体后：委中、阿是穴。

玄针选穴 体前：锁骨区。

罐灸选穴 体后：命门（五星罐灸）、涌泉（四星罐灸）；体前：神阙（五星罐灸）。

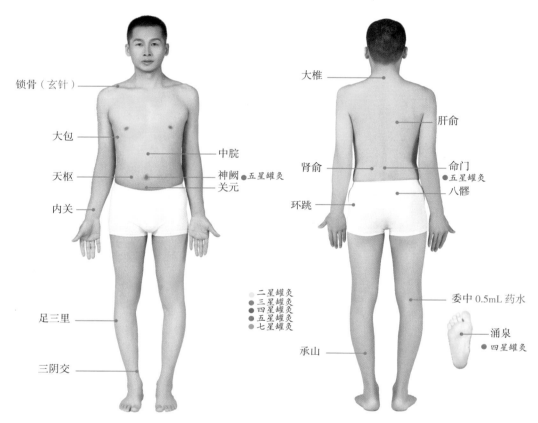

图 4-32 宇泉特色调理伤筋图示

叩拔时间 体后：16分钟；体前：15分钟。

罐疗说明 宇泉罐疗治疗本病主要通过以痛为腧，气至病所通调局部气血，使之活血化瘀舒筋通络、解痉，从而达到通则不痛的目的。罐灸有温经散寒的作用，能使局部皮肤充血，毛细血管扩张，增强局部的血液与淋巴循环，缓解和消除平滑肌痉挛，使局部的皮肤组织代谢能力增强，促使炎症渗出物、血肿等病理产物吸收。宇泉罐疗疏通可加速经脉气血循行，从而达到舒筋通络、松解粘连、消炎祛痛之目的。

调护建议 ①刚受伤时，短时间内应适当休息，必要时可固定不动。对慢性劳损者可用护腰、护腕、护膝等作局部保护，使受伤部位的组织得到充分制动休息，有利于受伤组织的修复。②急性期过后应进行适当运动，可逐步进行伤部的肌肉舒缩和关节功能活动锻炼，但要循序渐进，以免重复受伤。

二十四、牙痛

牙痛是口腔疾病的常见症状之一，龋齿、牙宣、牙槽风等均可引起牙痛。

西医学的牙髓炎、牙周炎、冠周炎、干槽症及牙外伤等引起的牙痛，可按本病罐疗法调治。

宇泉罐疗有方

叩拔选穴 **体后：**风池、心俞；**体前：**内关。

注药选穴 **体前：**颊车。

玄针选穴 **体后：**大椎、合谷。

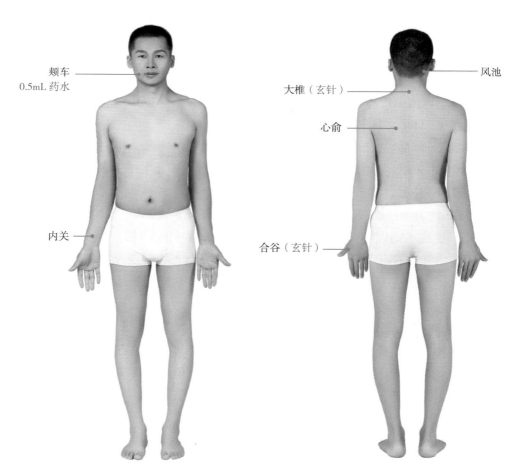

颊车
0.5mL 药水

内关

大椎（玄针）

心俞

风池

合谷（玄针）

图 4-33　宇泉特色调理"牙痛"图示

叩拔时间　体后：16 分钟；体前：15 分钟。

罐疗说明　牙痛多由于风火邪毒侵袭，或胃火上蒸，伤及牙体及龈肉所致；宇泉罐疗在综合调理身体的同时，会配合用棉棒蘸上酊剂涂抹在疼痛的病灶，达到消炎止痛、活血化瘀的作用。总的调理原则为疏风清热，泻火止痛，或滋阴益肾，降火止痛。

调护建议　①不注意口腔卫生，错误的刷牙方式和习惯可能导致牙痛。②挑食、经常吃过酸、过甜、过辣、过冷等刺激性食物，可能会引起牙痛。③酗酒、吸烟、熬夜等不良生活习惯，精神压力过大也可能引起牙痛。

二十五、蛇丹

本病常见成群水疱簇集，沿身体一侧呈带状分布，宛如蛇行，每多缠腰而发，故又有"缠腰火丹""缠腰龙""蛇串疮"之称。此外，本病亦常发于胸胁、头面等部位，各季节均有发生，但以春秋季节多见。

西医之带状疱疹与本病相似，可按本病罐疗法调治。

宇泉罐疗有方

叩拔选穴　体后：肝俞、脾俞、胃俞、八髎、长强、承山；体前：中脘、神阙、关元、带脉、风市、血海。

注药选穴　体后：肾俞；体前：天枢。

玄针选穴　体后：大椎。

罐灸选穴　体后：涌泉（四星罐灸）；体前：足三里（三星罐灸）。

叩拔时间　体后：16 分钟；体前：15 分钟。

罐疗说明　本病为外感毒邪所致，这种毒邪专侵犯神经细胞，可阻滞络脉，瘀塞络脉通道，造成不通则痛；毒邪的侵入还可以使脏腑功能失调，气血虚衰，不能润养络脉，使络脉失养而不荣则痛。宇泉罐疗主要以病灶部位包围疗法（以病灶为中心叩罐，叩六罐，形成一个环形），配合全身综合调理，从而起到通络止痛、扶正祛邪的治疗作用。

调护建议　①劳累、睡眠不足、久用电子产品、生气，久病多症、外伤、化疗、饮食不当等引起机体免疫力下降，可使体内潜伏的带状疱疹病毒被激活而引发皮疹和痛感。应找出病因，纠正不良生活方式。②患者应树立战胜疾病的信心，保持积极乐观的心态，有助于疾病康复。

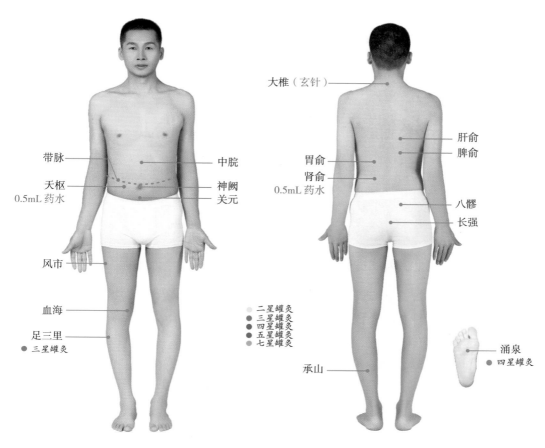

带脉

中脘

天枢
0.5mL 药水

神阙
关元

风市

血海

足三里
● 三星罐灸

大椎（玄针）

肝俞
脾俞

胃俞

肾俞
0.5mL 药水

八髎

长强

○ 二星罐灸
● 三星罐灸
● 四星罐灸
● 五星罐灸
● 七星罐灸

承山

涌泉
● 四星罐灸

图 4-34　宇泉特色调理蛇丹图示

第四章　宇泉罐特色调理法

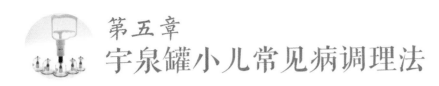

第五章
宇泉罐小儿常见病调理法

一、小儿生理病因病理特点

小儿体质娇嫩，其生理、病因、病理及其他方面与成人相比均有不同的特点。生理方面主要表现：①脏腑娇嫩，形气未充；②生机蓬勃，发育迅速。病因方面多以外感因素、内伤饮食、先天因素、情志因素、意外因素、环境因素、医源因素等为主。病理方面主要表现：①发病容易，传变迅速；②脏气清灵，易趋康复。掌握这些特点，对于开展小儿常见病宇泉罐疗调理技术有着重要的意义。

1.生理特点

（1）脏腑娇嫩，形气未充

脏腑即五脏六腑，娇嫩即娇弱柔嫩，形是形态结构，气是生理功能活动，未充是未充实。脏腑娇嫩，形气未充是说小儿处于生长发育时期，机体脏腑的形态还未成熟，各种生理功能还未健全。小儿五脏六腑的形与气皆不足，又以肺、脾、肾三脏更为突出。这种相对不足的状态，随着小儿的年龄增长而不断变化，逐步趋向完善和成熟。

（2）生机蓬勃，发育迅速

生机指生命力。生机蓬勃，发育迅速指小儿机体不断地快速发育成长。小儿年龄越小，这种生长发育的特点就越明显，主要表现在体格和智能发育方面。

2.病因特点

引起小儿发病的病因很多，如外感因素、内伤饮食、先天因素等。小儿年龄越小对六淫邪气的易感程度越高，年龄越小因饮食而伤的情况越常见。因此，要做好宇泉罐疗调理，必须掌握小儿发病的特点。

外感因素：六淫、疫疠邪气。

内伤饮食：饮食不节、饮食不洁。

先天因素：遗传因素、胎产因素。

情志因素：情志所伤、精神行为障碍。

意外因素：中毒、溺水、触电、外伤等。

环境因素：环境污染、放射线损伤。

医源因素：医源性损害。

3.病理特点

（1）发病容易，传变迅速

小儿发病容易，突出表现在肺、脾、肾三系病证和时行疾病方面，易见惊悸、肝风的病证。

小儿肺脏娇嫩，卫表未固，易为邪气所伤。小儿冷暖不知自调，护养失宜更易患感冒、咳嗽、哮喘、肺炎、喘咳等肺系病证。

脾为后天之本。小儿脾胃之体成而未全，脾胃之气全而未壮，常因喂养不当、饮食失节而致呕吐、腹泻、腹痛、厌食、积滞等脾系病证。

肾为先天之本。小儿肾气未固、肾精未充，后天生长发育对于肾气的需求特别旺盛，故而肾常虚，常见尿频、遗尿、五迟五软、解颅等肾系病证。

小儿形气未充，御邪抗邪能力较弱，易感各种时邪，发生麻疹、水痘、手足口病等传染病。

另外，小儿常表现为心常有余、肝常有余，因此临床易见惊悸、肝风的病证。小儿发病后传变迅速，主要表现为寒、热、虚、实之间的迅速演变、转化或夹杂，即易虚易实、易寒易热。虚实是指机体正气强弱与邪气盛衰演变的状况。小儿患病，病初常见实证，但其正气易伤而虚，可迅速出现虚证或虚实相兼证。寒热是指两种不同性质的证候属性。小儿"稚阴未长"，易见阴伤阳亢，表现为热象；小儿"稚阳未充"，易见阳气虚衰，表现为寒象。

小儿的易寒易热常常与易实易虚交错出现，形成寒证、热证迅速转化或寒热虚实兼夹的病证。

（2）脏气清灵，易趋康复

小儿机体生机蓬勃，脏腑之气清灵，组织修复再生能力强，对各种治疗反应灵敏。宿疾较少，病情相对单纯。治疗方法多，较易医治。因而，一般病情好转的速度较成人快，疾病治愈的可能性也较成人大。

二、宇泉罐治疗小儿疾病的作用基础

小儿罐疗的理论基础是中医学中的经络穴位理论。大量临床实践证明，中医学中的经络穴位可以网络全身、调整内外、上通下达、旁通四末，是调节机体阴阳平衡的重要系统。

通过罐疗作用于人体经络、穴位，发挥局部与整体的治疗作用，可最大限度地调节人体阴阳平衡，从而达到有病治病、无病健体的目的。

三、宇泉罐治疗小儿疾病的优势

与成人相比，小儿具有脏腑娇嫩、穴位敏感的特性。通过罐疗作用于小儿机体，可以最大限度地调动其经络穴位的敏感度，发挥达里透外、防病治病的作用。与药物相比，罐疗更灵活机动，而且更易于被家长和小儿接受。

小儿罐疗的优势具体可概括如下。

1. 简单易学，方便易行

小儿罐疗操作简单，易学易懂，只要按照要求，遵循规律，多练习几次就可以掌握基本的操作方法。小儿罐疗是一种自然疗法，只需要一套宇泉罐具，依靠治疗人员的双手在小儿体表相关部位施行拔罐手法，就可以达到防治疾病的目的。它不受医疗条件的限制，随时随地都可以实施。

2. 见效快，疗效好

临床实践证明，小儿罐疗对小儿常见病、多发病都有较好的疗效，尤其对于消化系统疾病效果更佳，对许多慢性病、疑难病也有比较好的疗效。

3. 安全稳当，不易反复

只要对疾病诊断正确，依照小儿罐疗的操作方法合理施治，一般不会出现危险。应用小儿宇泉罐疗法治疗疾病，疾病不会出现反复及任何不适。

4. 无不良反应，利于疾病康复

小儿罐疗是一种单纯的手工治疗方法，治疗中能避免或纠正应用某些药物的不良反应，是一种有利无害的治疗方法，完全符合当今医学界推崇的无创伤医学和自然疗法的要求。

5. 治病去根，不易复发

慢性病复发的根本原因在于疾病所涉及的脏腑或气血的功能下降。罐疗疗法根据中医基本理论，对于易反复发作的慢性病，都可以针对病因，通过手法施治，加强气血循环，恢复其脏腑功能，所以能达到治病去根的目的。对于急性病，宇泉罐疗过程有助于机体功能的调节。反复发作的病证，宇泉罐可对机体进行调补而降低再发的概率。对于身体虚弱者，宇泉罐不仅可以治愈已发疾病，同时也能提高免疫功能。

6. 小儿不受痛苦，易于接受

对于服药困难的小儿，宇泉罐疗法也可作为替代疗法使用，小儿容易接受，能够消除小儿在疾病治疗过程中的恐惧心理，提高小儿的治疗依从性。

7. 预防保健，适于家庭

宇泉小儿罐疗法既有良好的治疗效果，又有非常好的保健功能，安全可靠更适合家长学习，方便在家里操作。

四、小儿常见疾病的宇泉罐疗法

1. 小儿夜啼

啼哭是婴儿时期表达需求和痛苦的一种方式。小儿夜啼是指小儿白天能安然入睡，入夜则啼哭不安，时哭时止，或每夜定时啼哭，甚则通宵达旦。若小儿因发热、呕吐、泄泻、疮疖、外伤、伤乳、伤食、饥饿、尿布浸湿、受冷受热、皮肤瘙痒等不良因素引起的啼哭，不属本病范畴。

中医认为本病主要因脾寒、心热、惊恐而致，其临床表现如下。

脾寒气滞：表现为夜夜啼哭，哭声低弱，睡时喜欢蜷曲，喜揉腹部，乳食不佳，大便稀薄，小便较清等。

心经积热：表现为哭声洪亮，延绵不休，面赤唇红。

惊恐伤神：患儿白天看到异物或听到异响，致夜间突然啼哭，神情不安，紧偎母怀，时时警惕，面色青灰。

宇泉罐疗有方

叩拔选穴　**体后**：大椎、身柱、安眠点；**体前**：中脘。

注药选穴　**体前**：华盖。

叩拔时间　**体后**：5～10分钟；**体前**：5～10分钟。7次/疗程。

调护建议　①注意防寒保暖，勿使衣被过暖。②孕妇及乳母不宜食辛辣热性食物，勿使患儿受到惊吓。③勿使小儿过饱或过饿，养成良好的饮食习惯。④养成良好的睡眠习惯，勿通宵开启灯具。

2. 感冒

感冒分为普通感冒和流行性感冒，一般我们所说的都是普通感冒。流行性感冒是由流感病毒引起的急性呼吸道传染病，在咳嗽、打喷嚏时经飞沫传染。普通感冒，中医称"伤风"，多发于初冬，但任何季节均可发生。

感冒是由于外邪乘人体正气不足之时，侵袭肺卫皮毛所致，临床以风寒、风热

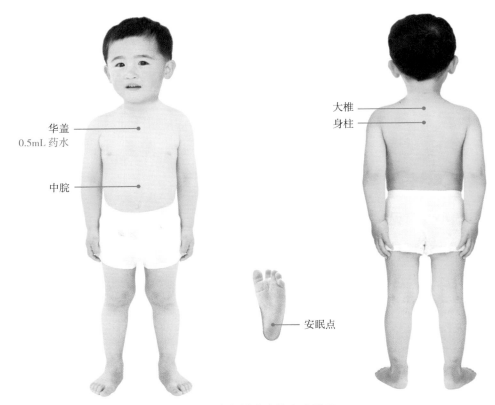

左侧竖排标题：

中华宇泉
罐诊罐疗秘要

华盖
0.5mL 药水

中脘

大椎
身柱

安眠点

图 5-1　宇泉罐疗小儿夜啼图示

两种证候最为多见。风邪入侵的途径为腠理毛窍，病变部位常局限于肌表和肺。卫阳被遏，营卫失和，邪正相争，故见恶寒、发热等表证症状。外邪犯肺，则气道受阻，肺失宣降，故发咳嗽、鼻塞等症状。时行感冒，因感受时邪较重，故全身症状比较明显。

宇泉罐疗有方

叩拔选穴　**体后：**风池、肺俞、身柱、长强；**体前：**中府、中脘、天枢、关元、足三里。

注药选穴　**体后：**大椎、委中、涌泉；**体前：**华盖、劳宫。

叩拔时间　**体后：**5～10 分钟；**体前：**5～10 分钟。7 次 / 疗程。

调护建议　①服药期间多饮水，以利药物吸收和排泄，减少药物对小儿身体的毒害。②中医认为小儿感冒多由感受风邪所致，分为风寒感冒和风热感冒，辨证施治疗效可靠。小儿少有体虚感冒。③小儿或其家庭成员有解热药过敏史者，不要用退热药，3 岁以下小儿，肝、肾还未发育成熟，不要口服或注射对乙酰氨基酚。

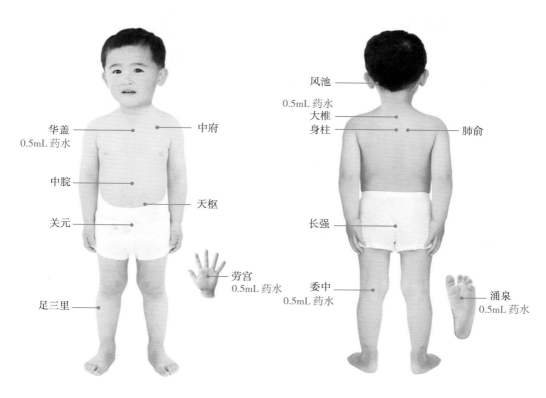

图 5-2　宇泉罐疗小儿感冒图示

3.咳嗽

咳嗽是小儿常见的一种肺系病证。临床上以有声无痰为咳,有痰无声为嗽,有声有痰谓之咳嗽。本病一年四季均可发生,冬春两季发病率较高。任何年龄小儿皆可发病,以婴幼儿多见。

中医认为,小儿感受外邪,尤以风邪为主,或脏腑功能失调影响肺的宣发肃降,肺气清肃失职而发咳嗽。临床上分为外感咳嗽和内伤咳嗽两大类,外感咳嗽主要由感受风邪引起,内伤咳嗽主因脏腑功能失调引起,以外感咳嗽多见。婴幼儿脏腑娇嫩,抵抗外邪的能力较差,故更易感邪而发病,冬春之季寒暖防护失调时最易发病。小儿脾脏虚弱,而脾虚则易生痰,痰液上贮于肺而咳,或咳嗽日久,损伤正气,发为内伤咳嗽。

宇泉罐疗有方

叩拔选穴　体后:身柱、大肠俞;体前:中脘、天枢。

注药选穴　体后:大椎、肺俞、涌泉;体前:天突、中府。

罐灸选穴　体后:命门(四星罐灸)。

叩拔时间　体后:5～10分钟;体前:5～10分钟。7次/疗程。

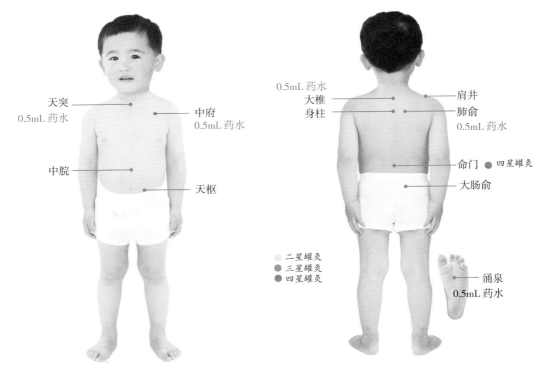

天突
0.5mL 药水

中府
0.5mL 药水

中脘

天枢

0.5mL 药水
大椎
身柱

肩井
肺俞
0.5mL 药水

命门 ● 四星罐灸

大肠俞

○ 二星罐灸
● 三星罐灸
● 四星罐灸

涌泉
0.5mL 药水

图 5-3　宇泉罐疗小儿咳嗽图示

　　调护建议　①小儿咳嗽多由外感或积热引起，故家长应在日常生活中多加调护、适量增减衣被，少带小儿去人多的场所。②饮食以清淡为主，晚上尽量不吃肉食，避免小儿偏食、嗜食。③适当户外运动。

4. 哮喘

　　哮喘是小儿时期的常见肺系疾病，是以反复发作性痰鸣、气喘为主的疾病。

　　哮喘发病的危险因素包括宿主因素（遗传因素）和环境因素。

　　遗传因素在很多小儿身上都可以体现出来，绝大多数小儿的亲人（有血缘关系、近三代人）当中，都可以追溯到有哮喘（反复咳嗽、喘息）或其他过敏性疾病（过敏性鼻炎、特应性皮炎）病史。大多数哮喘小儿属于过敏体质，本身可能伴有过敏性鼻炎和（或）特应性皮炎，或对常见的变应原（螨虫、花粉、宠物体毛、霉菌等）、某些食物（坚果、牛奶、花生、海鲜类等）、药物等过敏。

　　中医认为本病的发生既有内因又有外因。内因主要是肺、脾、肾三脏功能失调，生成痰涎，阻于气道，诱发哮喘。外因为感受外邪，或异物、异味刺激气道引起。

宇泉罐疗有方

　　叩拔选穴　**体后：** 天宗、肾俞；　**体前：** 中脘、天枢、关元。

　　注药选穴　**体后：** 大椎、肺俞；　**体前：** 中府、华盖。

罐灸选穴　**体后：涌泉（二星罐灸）。**

叩拔时间　**体后：5～10分钟；体前：5～10分钟。7次/疗程。**

调护建议　①随时增添衣服，以防感受外邪发病。②一般海鲜、虾、蟹、秋茄等均易引起过敏而致哮喘复发，小儿应避免食用。③哮喘多在夜间发作，因此小儿卧室既要保持一定温度和湿度，又要保持空气流通。刚刷完漆的房间不能立即入住，至少应开门窗通风1个月，以防接触性过敏。

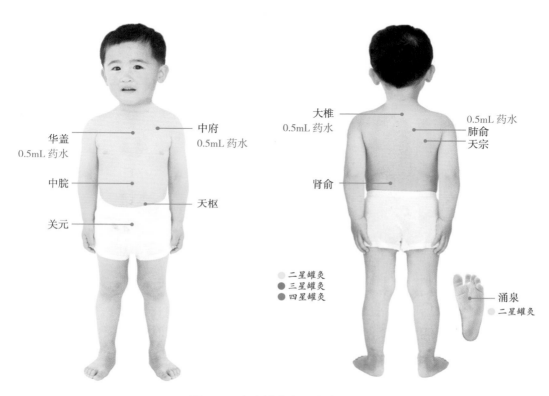

华盖
0.5mL 药水

中府
0.5mL 药水

中脘

天枢

关元

大椎
0.5mL 药水

0.5mL 药水
肺俞
天宗

肾俞

●二星罐灸
●三星罐灸
●四星罐灸

涌泉
二星罐灸

图 5-4　宇泉罐疗小儿哮喘图示

5.厌食症

小儿厌食症是指小儿（主要是 3～6 岁）长期食欲减退或食欲缺乏为主的疾病。小儿厌食症又称消化功能紊乱，主要表现为呕吐、食欲缺乏、腹泻、便秘、腹胀、腹痛和便血等。

宇泉罐疗有方

叩拔选穴　**体后：大椎、大肠俞；体前：天枢、内关、足三里。**

注药选穴　**体后：胃俞、脾俞。**

罐灸选穴　**体前：中脘（三星罐灸）。**

叩拔时间　**体后：5～10分钟；体前：5～10分钟。7次/疗程。**

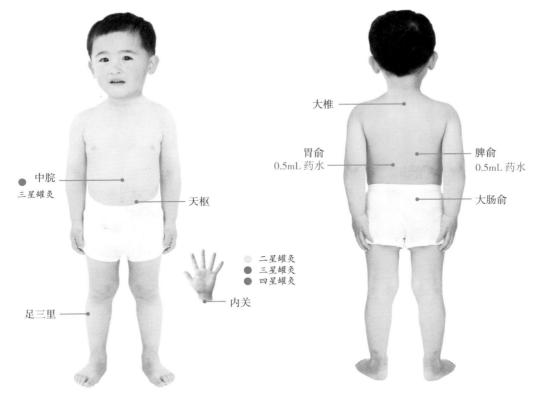

图 5-5　宇泉罐疗小儿厌食症图示

调护建议　①出现厌食症状时，先带小儿到正规医院儿科或消化内科进行全面细致的检查，排除能导致厌食的慢性疾病。②饮食要规律，定时进餐，保证饮食卫生；生活规律，睡眠充足，定时排便；营养要全面，多吃粗粮、杂粮、水果、蔬菜；节制零食和甜食，少喝饮料。③改善进食环境，使小儿能够集中精力进食，并保持心情舒畅。家长应该避免"追喂"等过分关注小儿进食的行为；当小儿拒食时，不能迁就，若一两顿不吃，家长也不要担心，这说明小儿摄入的能量已经足够，到一定时间小儿自然会要求进食，绝不能以满足小儿某些要求作为进食的条件。

6.积滞

积滞是指小儿饮食不节，食物停滞中脘而不化的一种脾胃病证。临床表现为不思饮食，食而不化，腹部胀满，大便不调等。本病属于西医学的慢性消化功能紊乱。

引起本病的主要原因为饮食不节，伤及脾胃，致脾胃运化功能失调；或脾胃虚弱，腐熟运化不及，饮食停滞不化。其病位在脾胃，基本病理改变为饮食停聚中脘，积而不化，气滞不行。

宇泉罐疗有方

叩拔选穴 体后：大椎、外关、涌泉； 体前：上脘、天枢、关元、大包、足三里。

注药选穴 体后：脾俞；体前：中脘。

叩拔时间 体后：5～10分钟；体前：5～10分钟。7次/疗程。

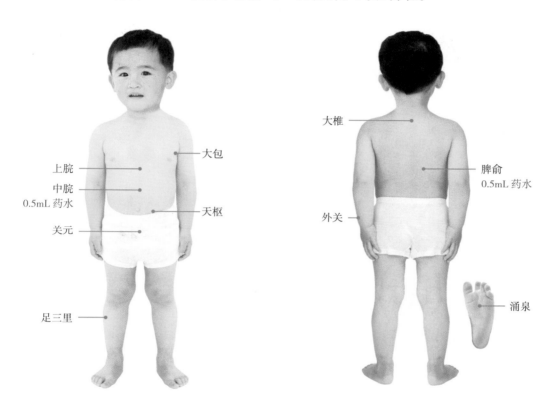

图 5-6　宇泉罐疗小儿积滞图示

调护建议 ①要合理喂养小儿，尽可能给予母乳喂养，及时添加辅食，注意营养补充。②注意饮食卫生，纠正偏食和嗜食异常等不良习惯。③保证小儿充足的睡眠，适当安排户外活动及身体锻炼，以增进食欲，提高小儿的消化能力。

7.腹痛

小儿腹痛多由腹腔疾病或全身性疾病引起。腹痛的性质和程度受病变情况和刺激程度的影响，也受神经和心理因素的影响。临床上一般将腹痛按起病急缓、病程长短分为急性腹痛和慢性腹痛。

如果小儿的腹痛只是偶尔发生，或发生次数并不频繁，一般不用治疗，可自行缓解。若腹痛较急或持续时间较长，连续几天或一天之内多次疼痛，甚至因腹痛影响其学习和生活者，应到医院就诊。

宇泉罐疗有方

叩拔选穴　**体后**：大椎、大肠俞、长强；**体前**：中脘、关元、足三里。

注药选穴　**体后**：胃俞；**体前**：天枢。

叩拔时间　**体后**：5～10分钟；**体前**：5～10分钟。7次/疗程。

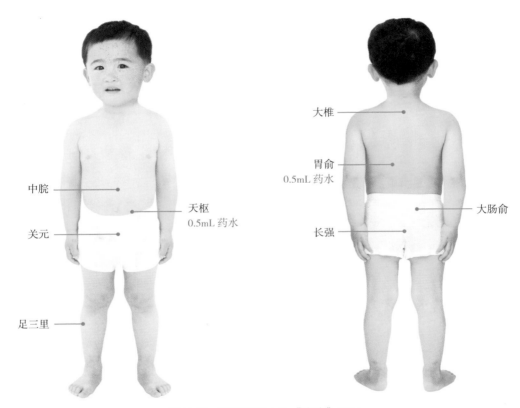

图 5-7　宇泉罐疗小儿"腹痛"图示

调护建议　①让小儿保持口腔卫生，教育小儿勤刷牙，以便清除藏在牙垢中的幽门螺杆菌；吃蔬菜或瓜果时，要消毒、洗净或削皮；禁止口嚼食物喂小儿；尽量避免小儿与动物接触。②生活安排要有规律，保证小儿按时休息，睡眠充足，避免小儿疲劳和精神紧张，尤其是学龄期小儿。③必须提供给小儿充足的营养，这是保证胃肠功能恢复、促进病体康复的必要条件。④进餐最好定时定量，由于小儿胃容量有限，一次进餐量不宜太多、应少量多餐，不吃生冷、硬的食物，控制食用调味品摄入等。

8.腹泻

腹泻系指小儿每日排便次数多于平时，粪便稀薄，含水量增加，粪便伴有不消化食物或脓血。本病临床分为急性腹泻和慢性腹泻两种，多由胃肠道和消化系统疾病引起。急性腹泻多伴有发热、呕吐，见于饮食不当、食物中毒、急性传染病、过敏性疾病及化学药品中毒等。慢性腹泻病程多在 2 个月以上，其症状较轻，多由急性腹泻未及时治愈而引起，且以胃肠性疾病为主。本病一年四季均可发生，但以夏秋两季较为多见。

本病属中医"注下""后泄""飧泄""下利""泄泻"等范畴。中医认为本病主要由湿盛与脾胃功能失调所致。根据临床表现一般可分为寒湿腹泻、湿热腹泻、伤食腹泻、脾虚腹泻、肾虚腹泻、肝郁腹泻等证型。

宇泉罐疗有方

叩拔选穴 体后：大椎、脾俞；体前：中脘、关元、足三里。

注药选穴 体后：大肠俞；体前：天枢。

罐灸选穴 体后：长强（三星罐灸）；体前：神阙（四星罐灸）。

叩拔时间 体后：5～10 分钟；体前：5～10 分钟。7 次 / 疗程。

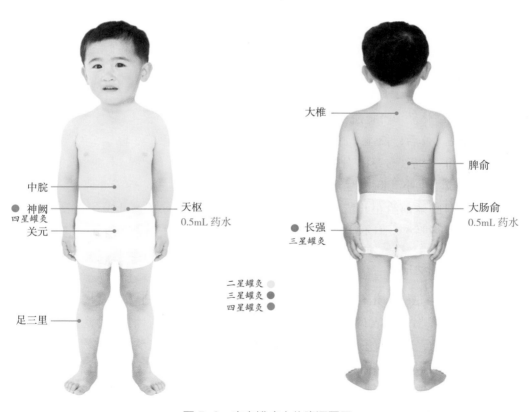

图 5-8 宇泉罐疗小儿腹泻图示

调护建议 ①腹泻期间也应坚持进食，及时补充营养，有利于胃肠道恢复正常。②腹泻早期一般可以吃些清淡米汤，中期好转后最好吃面条等易消化的食物，少喝牛奶，忌生冷、大蒜。③腹泻期间可在 1000mL 白开水中加入 1 小勺盐、4 小勺糖，以防脱水。

9. 遗尿

遗尿又称尿床，是指 3 周岁以上的小儿睡中小便自遗，醒后方觉的一种病证。正常小儿 1 岁后白天已经渐渐能控制小便，随着小儿逐渐成长，排尿的控制和表达能力亦逐步完善。若小儿 3 岁后夜间仍不能自主控制排尿而经常尿床，尿常规及尿培养也无异常发现，部分小儿腰骶部 X 线检查显示"隐性脊柱裂"，就是遗尿症，多见于 3～10 岁小儿。

中医认为本病主要与肾和膀胱的功能失调有关，临床多见以下三个证型。

肺脾气虚：夜间尿床，白天尿频。易感冒，多伴有面色少华、神疲乏力、纳差等。

肾气不足：尿床病程较长，每晚尿床 1 次以上，多伴有小便清长、智力较同龄儿稍差。

心肾不交：白天玩耍过度，夜间小便自遗，多伴有白天多动、烦躁易怒、睡眠质量差、形体偏瘦等。

宇泉罐疗有方

叩拔选穴　**体后**：大椎、肩井、脾俞；**体前**：中脘。

注药选穴　**体后**：膀胱俞；**体前**：天枢。

罐灸选穴　**体后**：长强（三星罐灸）；**体前**：关元（四星罐灸）。

叩拔时间　**体后**：5～10 分钟；**体前**：5～10 分钟。7 次 / 疗程。

调护建议　①小儿睡前尽量少饮水，每晚按时唤醒排尿，逐渐养成良好的排尿习惯。②每日临睡前给小儿清洗会阴部，更换内裤，保持局部清洁，防止发生感染。③对小儿要严格要求，但不能打骂体罚，消除紧张心理，积极配合治疗。

10. 小儿多动症

小儿多动症亦称小儿轻微脑功能失调，指智力正常或接近于正常的小儿，由多重因素引起，在临床上表现出与智力水平不相称的活动过度、注意力涣散、情绪不稳定、任性冲动，以及有不同程度的学习困难，时有中枢神经系统功能轻微失调（包括感知觉、言语、记忆、概念形成、运动控制失调）的一种综合性障碍。本病有的可发展为攻击性、破坏性行为，严重影响小儿身心健康。

本病属于中医"失聪""健忘"等范畴。小儿阳气未充，易因后天失调或他病所伤而虚，阳虚不能根于阴，则虚阳外浮，阳浮则动，而见心神不宁、多动等症。

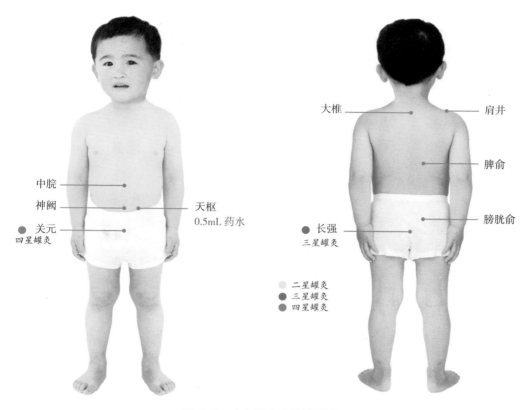

图 5-9　宇泉罐疗小儿遗尿图示

宇泉罐疗有方

叩拔选穴　**体后：**大椎、肝俞、脾俞、长强、承扶；　**体前：**中脘、天枢、关元、三阴交。

注药选穴　**体后：**涌泉；**体前：**劳宫。

罐灸选穴　**体前：**百会（手持灸）。

叩拔时间　**体后：**5～10分钟；**体前：**5～10分钟。7次/疗程。

调护建议　①老师或家长对小儿要个性化教育，鼓励为主，增强其学习信心；对其不当行为要指出缺点，帮助其改正，但不能嘲笑、歧视和打骂，不要伤害其自尊心。②加强注意力的培养，创造良好的学习环境，不要过高要求和单纯追求考试分数，应根据小儿的爱好和特长，因势利导，循循善诱，发挥其正常才能。③合理安排作息时间，养成良好的生活习惯，帮助小儿树立战胜疾病的信心，使其发挥主观能动性，加强自制力。④给小儿一个宽松的社会环境，减少忧愁思虑，避免惊恐，更不能责骂或体罚小儿。

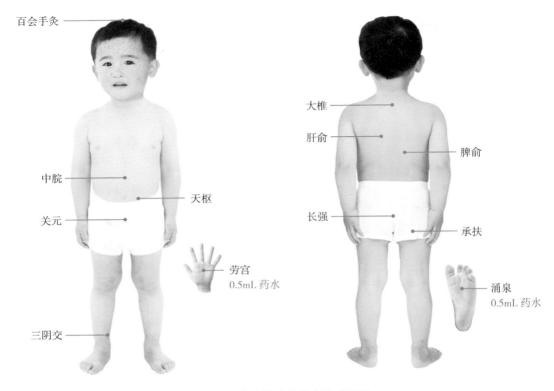

图 5-10　宇泉罐疗小儿多动症图示

11. 智力低下

智力低下又称智能迟缓，是指小儿在个体发育时期智力明显低于同龄正常儿水平，同时伴有适应能力显著缺陷者。

中医认为智力低下者，乃先天不足所致，但亦有后天疾病造成的。先天因素：①父母气血虚弱，致胎禀不足；②孕母调养失宜，损伤胎儿。后天因素：①分娩时难产，致髓海受损；②生后护养不当，病邪损害心脑；③喂养失调致营养不良；缺乏教育，交往不当致心理受损等。

宇泉罐疗有方

叩拔选穴　**体后**：大椎、风池、肾俞、长强、承山；**体前**：中脘、天枢、关元、足三里、劳宫。

注药选穴　**体后**：涌泉。

罐灸选穴　**体后**：身柱（四星灸罐）、百会（手持灸）。

叩拔时间　**体后**：5～10分钟；**体前**：5～10分钟。7次/疗程。

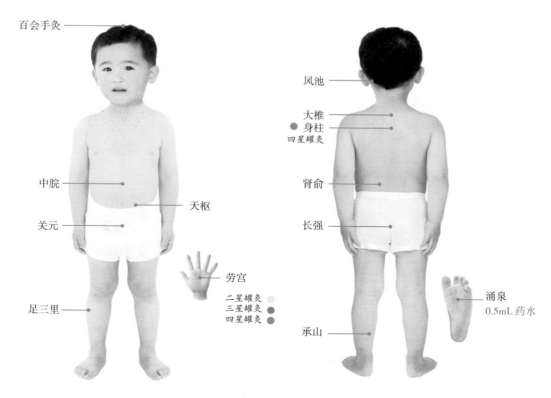

图 5-11　宇泉罐疗小儿智力低下图示

调护建议　①帮助小儿多做功能锻炼，反复练习语言，辅导其精细动作、自我服务及待人接物，加强小儿的智力开发，纠正和补偿其生理缺陷。②将轻度智力低下的小儿安排到普通学校和正常小儿一起接受教育，由一些受过特殊训练的老师，利用适当的教材，为其提供个别辅导；对不能进入普通教育训练机构的智力低下小儿，家庭教育和训练尤为重要。③注意饮食成分的科学配比，补充体内必需而不能自身合成的氨基酸、维生素和微量元素。

12. 近视

小儿近视是屈光不正的一种，与成人近视的特点有所不同。近视（近视眼）指眼睛在调节放松时，平行光线通过眼的屈光系统折射后落在视网膜之前的一种屈光状态。本病易受多因素干扰。

宇泉罐疗有方

叩拔选穴　**体后：**大椎、风池、脾俞、肝俞；**体前：**中脘、关元、期门、三阴交。

罐灸选穴　**体后：**身柱（四星灸罐）。

闪疗选穴　　**体前：印堂穴。**

叩拔时间　　**体后：5～10分钟；体前：5～10分钟。7次/疗程。**

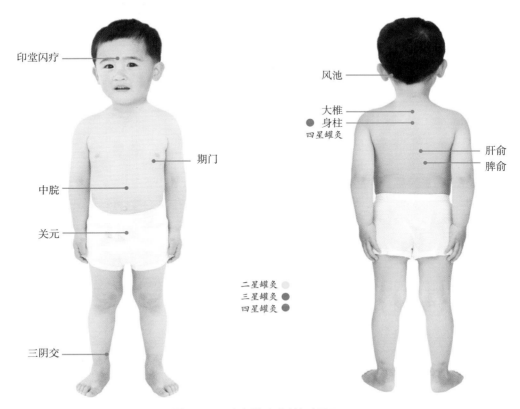

图 5-12　宇泉罐疗小儿近视图示

调护建议　　①要养成保持看书、写字正确姿势的习惯，眼与书本之间应保持30cm 左右的距离。②看书与写字时，光线应适度，不宜过强或过暗，光线应从左前方射来，以免手的阴影妨碍视线。③看书时间不宜过长，连续用眼40～50分钟时应休息10～15分钟，休息时闭眼或向远处眺望数分钟或做眼保健操，防止眼睛过度疲劳。

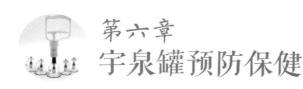

第六章
宇泉罐预防保健

疾病，是每个人必须面对的考验。虽然当今医学高度发达，多数疾病在得到及时有效诊治的情况下都能够治愈，但治疗过程中所经历的种种痛苦和煎熬，却让人苦不堪言，避之不及。也正因为如此，在日常生活中，人们更多注重疾病的诊治，却大大忽略了平时的预防保健。殊不知，如果将有效的预防保健手段与良好的生活习惯相结合，绝大部分的疾病都是可以早期发现、适度控制甚至是可以避免的。虽然长生不老只是个神话，返老还童也不过是个梦想，但延年益寿却是我们可以切实追求的、也是可以预期达到的目标，而预防保健，就是延年益寿的必要条件。

宇泉罐疗强调辨证施治和系统调理，注重用整体调节的方法调整并使人体保持在一种平衡的状态，这也是它之所以在预防保健、"治未病"方面颇具特色优势的原因。宇泉罐不仅适用于中老年人，也适用于儿童和青年人；不仅适用于男性，也适用于女性；不仅适用于慢性病，也适用于急性病；不仅适用于常见病，也适用于疑难病。宇泉罐不仅方便实用，而且费用低廉，可谓一罐在手，全家无忧。

第一节　宇泉罐"深海"抗衰保健法

宇泉罐"深海"抗衰保健法可打通瘀堵经络，恢复脏腑功能，可达到抗衰老、增活力、提高免疫力、强身补肾、延年益寿的作用。

一、宇泉罐"深海"抗衰保健法的内容

深海计划，是宇泉罐诊罐疗发明人李玉泉，根据《素问·水热穴论》对"五十七水穴"的记载，通过拔罐和艾灸相结合的方法，古法新用，对中医学创造性转化、创新性发展的一项新成果。

深海计划以五十七水穴为核心，以神阙灸和督脉五穴灸为配伍，以宇泉多功能罐为媒介，以中医思维为指导，适用多年龄、多体质人群。

五十七个水穴，包括督脉五穴（长强、腰俞、命门、悬枢、脊中），膀胱外经五穴（秩边、胞肓、志室、肓门、胃俞，左右各一，共10个），膀胱经五穴（白环俞、中膂俞、膀胱俞、小肠俞、大肠俞，左右各一，共10个），肾经十一穴（横骨、大赫、气穴、四满、中注、大钟、照海、复溜、交信、筑宾、阴谷，左右各一，共22个），胃经五穴（气冲、归来、水道、大巨、外陵，左右各一，共10个）。

五十七水穴中，督脉五穴实施两星灸，其他五十二穴罐疗。

另有神阙穴实施五星灸。

二、宇泉罐"深海"抗衰保健法的理论渊源

深海计划的核心是五十七水穴的运用。

五十七水穴出自《素问·水热穴论》，原文如下：

帝曰：水俞五十七处者，是何主也？

岐伯曰：肾俞五十七穴，积阴之所聚也，水所从出入也。尻上五行行五者，此肾俞，故水病下为胕肿大腹，上为喘呼，不得卧者，标本俱病，故肺为喘呼，肾为水肿，肺为逆不得卧，分为相输俱受者，水气之所留也。伏菟上各二行行五者，此肾之街也，三阴之所交结于脚也。踝上各一行行六者，此肾脉之下行也，名曰太冲。凡五十七穴者，皆藏之阴络，水之所客也。

根据《素问·水热穴论》对五十七水穴的记录和阐述，肾俞五十七水穴都是阴气积聚的地方，也是水液出入和停聚的地方。因此，按照《黄帝内经》的记载，五十七水穴适用于调理水液积聚而生的病，也就是浮肿类疾病。

《黄帝内经》成书两千年以来，该内容并未广泛应用于临床，笔者查找文献后发现，只在近年来有少量运用五十七水穴针刺治疗单纯性肥胖的病例记录在案，且在这些少量案例中，五十七水穴以分组使用为多。

笔者在临床应用中发现，五十七水穴除了可以调理水液代谢，还在抗衰老、增活力、提高免疫力方面，也有着上佳的表现。因此开始对其进行系统的临床实践，并逐步完善成熟。

时至今日，深海计划的科学性、有效性和安全性都得到了充分验证，成为继宇泉五罐疗法之后又一功能强大的抗衰老罐疗法。

作为一项不断发展和完善的中医学外治手段，笔者将五十七水穴从《黄帝内经》中挖掘了出来，最大程度还原经典，并在经典的基础上，创造性发展了五十七水穴的功效和适用范围，将原本针刺的操作手法，发展为拔罐和艾灸并举；原本用于调节水液代谢的治疗手段，现在可以用来延年益寿。此举可谓是响应习近平主席"中医药创新性转化，创造性发展"的又一成功举措。

三、宇泉罐"深海"抗衰保健法的机制

深海计划之所以能够做到延年益寿抗衰老，主要有以下几点。

1.以肾为切入点，肾是先天之本，统领五脏六腑

西医学认为，肾的功能是分泌尿液，排出代谢废物、毒物和药物。肾的血流量占全身血流量的四分之一到五分之一，肾小球滤液每分钟约生成 120mL。其中的葡萄糖、氨基酸、维生素、多肽类物质和少量蛋白质，在近曲小管几乎被全部回收，而肌酐、尿素、尿酸及其他代谢产物，经过选择，或部分吸收，或完全排出。肾脏还能调节体内水和渗透压，调节电解质浓度。肾小球滤液中含有多种电解质，这些滤液进入肾小管后，钠、钾、钙、镁、碳酸氢、氯及磷酸离子等大部分被吸收。由神经内分泌及体液因素按人体的需要，调节其吸收量，以调节酸碱平衡和内分泌。肾脏可分泌不少激素并破坏许多多肽类激素，肾脏分泌的内分泌激素主要有血管活性激素和肾素、前列腺素、激肽类物质，这些激素参与肾内外血管舒缩的调节。

从中医视角而言，《素问·灵兰秘典论》有"肾者，作强之官，伎巧出焉"之语。肾相当于人体的发动机，肾藏精，主生长、发育、生殖、水液代谢等，是人的先天之本、生命之源，肾藏精，精化气，肾气是生气之源，是生命活动的原动力，具有推动人体生长发育、促进人体生殖机能发育成熟、防御外邪入侵的作用，人体生命获得的基本物质都由它储存。肾与人生、长、壮、老、已的整个生命过程都息息相关。

肾就像人体的一个蓄水池，其他器官好似与其相连的小池塘。肾属水，与心相济，与脾相依，肝为肾之子，肺为肾之母。《素问·集注》认为"心主火，而制于肾水，是肾乃心脏生化之主"，肾脏就是发动机，给心脏提供源源不断的动力。心属火，肾属水，水火相克就会出现问题，水火相济才能阴阳平衡。脾主运化，离不开肾阳的温煦，而同时肾精也依赖脾运化的水谷精微作为补充。肝肾同源，如果肾精不足，就会累及肝脏，导致肝血不足，从而导致肝肾精血不足。肺为肾之母，肾为肺之子，当肺的功能出现问题时，肾也会出问题，反之亦然。

肾的精气充足，能很好地补给其他器官。肾功能不好，其他器官的功能也受影响。人的生老病死看似自然，但背后却有着神秘的力量在操控，这个力量就是肾。养肾是抗衰防老和预防疾病的重要措施。

2.五十七穴所在的经络及穴位配伍精妙

五十七穴由督脉五穴、膀胱经五穴、外膀胱经五穴、肾经十一穴及胃经五穴组成。

肾经主水，与足太阳膀胱经相表里，主治泌尿生殖系统、神经精神方面病证、呼吸系统、消化系统和循环系统某些病证，以及本经脉所经过部位的病证。

胃主受纳水谷，胃经多血多气，主治胃肠病、头面五官病，以及经脉循行部位的其他病证。

内外膀胱经是人体最大的排毒通道，主治脏腑病、神志病、头面五官病，以及经脉循行部位的其他病证。

督脉主一身阳气，为阳脉之海，主治神志病，热病，腰骶、背、头项局部病证及相应的内脏疾病。

3. 宇泉罐功能强大

宇泉罐与市面上的真空罐和玻璃罐，虽然都是"罐"，但功能上有着本质的区别。

宇泉罐具有独特的磁疗、按摩、点穴、玄针、艾灸等功能，可以通过罐疗的机械作用产生自身溶血，温热作用加强新陈代谢，解毒作用清洁体内环境，叩拔五十七穴后的效果得以大大拓展和加强。

在后背部和胸腹部上罐后，每个罐紧密相连，又暗合了宇泉七罐祛肿包围疗法的精髓。通过罐具的有序组合排列，利用宇泉罐特有的强磁和负压，对局部穴位、皮肤、脏腑实行强有力的牵拉挤压，使体内的风、寒、湿等邪气快速排出体外。

4. 督脉五穴二星灸及神阙五星灸，与水穴罐疗形成水火既济之象

督脉总督一身之阳，是人体生命信息最集中的地方。膀胱经也是五脏六腑腧穴的所在地。督脉灸可以补充督脉的气血，增强督脉的信息传导和总督作用，恢复和强大肾及五脏功能，可以调节脑、心及全身器官机能，补充气血，祛除病邪，使人体恢复健康，恢复活力。

深海计划的督脉五穴，分别为脊中、悬枢、命门、腰俞、长强。对此五穴实施二星灸，不仅可以作用于督脉，还可覆盖两侧内外膀胱经，包括胆俞、脾俞、胃俞、三焦俞、肾俞、大肠俞、小肠俞、膀胱俞在内的六腑在背部的腧穴都尽收其中。

神阙即人体的肚脐，此穴被认为是经络之总枢，经气之汇海，能司人体诸经百脉。温灸此穴，能够温补脾肾、健脾益胃、宁心安神、祛风除湿、调和气血，还能够为肝提供持久的动力。当人体气血畅通时，自然百病皆消。神阙被视为"天然药穴"，实验研究也表明，艾灸神阙穴有助于调节人体神经系统及内分泌活动，尤其能显著提高人体免疫功能。

人体就像是一台精密机器，由很多零件组成。每个零件都有它的使用期限，人体的脏器也一样，也是有"保质期"的。当五十七水穴借助宇泉罐的加持，以四两拨千斤之势刺激肾和胃，唤醒内外膀胱经和督脉时，整个五脏六腑的功能就开始发生联动，通过经络的联属与传导作用，对内脏功能进行双向调节，从而达到抗衰防老、

提高生命质量的目的。

四、宇泉罐"深海"抗衰保健法操作指南

1. 宇泉罐疗背部

第一步：内膀胱经10穴（左右各5个穴位，选用宇泉罐疗4号罐具）

大肠俞：在腰部，第4腰椎棘突下，后正中线旁开1.5寸。

小肠俞：在骶部，横平第1骶后孔，骶正中嵴旁开1.5寸。

膀胱俞：在骶部，横平第2骶后孔，骶正中嵴旁开1.5寸。

中膂俞：在骶部，横平第3骶后孔，骶正中嵴旁开1.5寸。

白环俞：在骶部，横平第4骶后孔，骶正中嵴旁开1.5寸。

第二步：外膀胱经10穴（左右各5个穴位，选用宇泉罐疗3号罐具）

胃仓：在下背部，第12胸椎棘突下，后正中线旁开3寸。

肓门：在腰部，第1腰椎棘突下，后正中线旁开3寸。

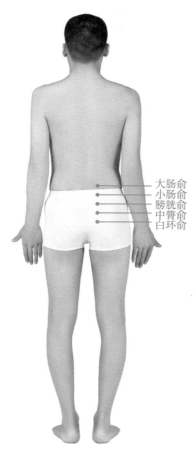

图 6-1　内膀胱经穴位图示

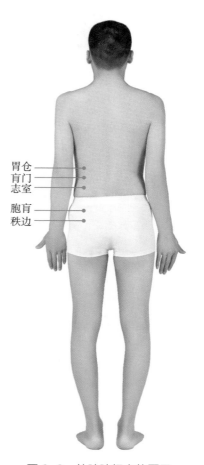

图 6-2　外膀胱经穴位图示

117

志室：在腰部，第 2 腰椎棘突下，后正中线旁开 3 寸。

胞肓：在骶区，横平第 2 骶后孔，骶正中嵴旁开 3 寸。

秩边：在骶区，横平第 4 骶后孔，骶正中嵴旁开 3 寸。

第三步：督脉 5 穴（选用宇泉罐疗 3 号罐具二星罐灸）

脊中：在背部脊柱区，第 11 胸椎棘突下凹陷中，后正中线上。

悬枢：在腰部脊柱区，第 1 腰椎棘突下凹陷中，后正中线上。

命门：在腰部脊柱区，第 2 腰椎棘突下凹陷中，后正中线上。

腰俞：在骶区，正对骶管裂孔，后正中线上。

长强：在尾骨下方，尾骨端与肛门连线的中点处。

2. 宇泉罐疗体前穴位32个+（神阙穴五星罐灸）

第一步：足少阴肾经 10 穴（左右各 5 个穴位，选用宇泉罐疗 4 号罐具）

中注：在下腹部，脐中下 1 寸，前正中线旁开 0.5 寸。

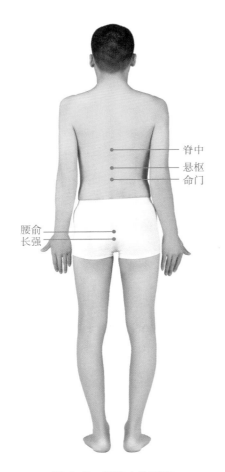

图 6-3 督脉穴位图示

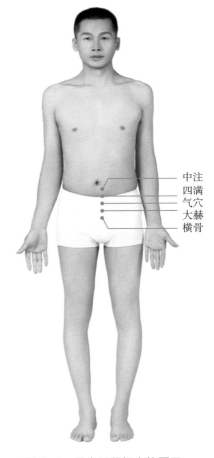

图 6-4 足少阴肾经穴位图示

118

四满：在下腹部，脐中下 2 寸，前正中线旁开 0.5 寸。

气穴：在下腹部，脐中下 3 寸，前正中线旁开 0.5 寸。

大赫：在下腹部，脐中下 4 寸，前正中线旁开 0.5 寸。

横骨：在下腹部，脐中下 5 寸，前正中线旁开 0.5 寸。

第二步：足阳明胃经 10 穴（左右各 5 个穴位，选用宇泉罐疗 3 号罐具）

外陵：在下腹部，脐中下 1 寸，前正中线旁开 2 寸。

大巨：在下腹部，脐中下 2 寸，前正中线旁开 2 寸。

水道：在下腹部，脐中下 3 寸，前正中线旁开 2 寸。

归来：在下腹部，脐中下 4 寸，前正中线旁开 2 寸。

气冲：在下腹部，脐中下 5 寸，前正中线旁开 2 寸。

第三步：肾经之下行腿部 12 穴（大钟左右 2 个穴位选用 3 号罐具，其余 10 穴位选用宇泉罐疗 4 号罐具）

大钟：在足跟部，内踝后下方，跟骨上缘，跟腱附着部前缘凹陷中。

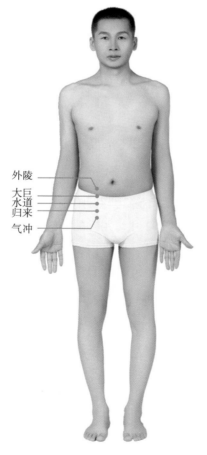

外陵
大巨
水道
归来
气冲

图 6-5　足阳明胃经穴位图示

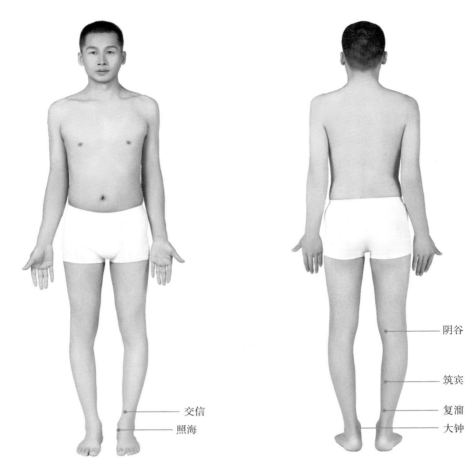

交信
照海

阴谷
筑宾
复溜
大钟

图 6-6 足少阴肾经腿部穴位图示

照海：在内踝尖下一寸，内踝下缘边际凹陷中。

复溜：在小腿内侧，内踝尖上 2 寸，跟腱的前缘。

交信：在小腿内侧内踝尖上 2 寸，胫骨内侧缘后际凹陷中。

筑宾：在小腿内侧，太溪之上 5 寸，比目鱼肌与跟腱之间。

阴谷：在膝后区，腘窝内侧，半腱肌肌腱与半膜肌肌腱之间。

第四步：体前神阙穴五星罐灸

神阙，即肚脐中央。

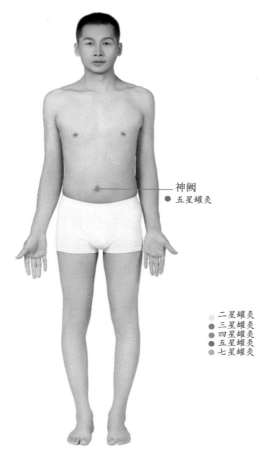

神阙
● 五星罐灸

○ 二星罐灸
● 三星罐灸
● 四星罐灸
● 五星罐灸
○ 七星罐灸

图 6-7　体前神阙穴位图示

第二节　宇泉罐脊柱保健法

　　芭蕾舞演员，唱京剧的，一出场一定是先亮相的，只要演员们一亮相，就会把全场观众的注意吸引过来。从演员们的亮相就能看到人体脊柱之美、生命之美。演员们怎么亮相呢？演员一出场台上就会响起优美高亢的乐器锣鼓音，他们个个头顶青天，含胸拔背，沉肩坠肘，挺直腰杆，单脚扎地，来个金鸡独立，单背举起，这时台下观众的注意力全都会集中到演员的身上。为什么？这就是人体脊柱之美的展现。

　　假如人体的脊柱侧弯、粘连、强直，就会压迫脊柱里的神经，使人的思维、语言、行为、活动受到影响。严重者可影响大脑，甚至抑制肢体运动。

第六章　宇泉罐预防保健

121

如果要想解决身体上的这些不适，就必须调理脊柱，脊柱好了，脊柱里的神经不受压迫，人的气脉就通了，意就静了，神就活了，人就不会胡思乱想，思维活动正常了，人就会健康，这就是脊柱之美的重要性。

一、脊柱是人体的生命能量通道

脊柱作为人体的中轴，是身体的支柱，支撑着整个身体的重量，这就像是支撑生命的大梁，没有脊柱，人体就无法保持直立的姿态。

构成脊柱的椎骨之间有椎间盘和椎间关节，这些结构使得脊柱具有灵活性和运动功能，能够支持身体的扭转和弯曲等活动。

脊柱也是人体的"神经高速网络"，脊柱内有椎管，能够容纳并保护脊髓。脊髓是神经系统的重要组成部分，负责传递大脑与身体其他部位之间的信号。任何脊柱部位的损伤或疾病都可能导致信号传输受阻，从而影响健康。

脊髓藏于脊柱，脊髓来源于肾精，并依赖后天气血津液的濡养，故而脊髓与脑髓、脏腑经脉气血功能活动之间的关系密切。督脉之主干贯脊而行，上通于脑，总督诸阳之气，络一身之阳气，体腔内的脏腑通过足太阳膀胱经背腰部的腧穴受督脉经气的支配，因此，脏腑的功能活动亦均与督脉有关。

二、脊柱与督脉的关系

明代医学家张景岳认为，人之所以通体能温，由于阳气；人之所以有活力，由于阳气；五官五脏之所以变化无穷，亦无不由于阳气。可见督脉所督之阳气对生命具有决定意义。脊柱部位是督脉的循行线路，督脉若不通畅，则脊柱失稳，必然出现脊柱关节变移错动、形体歪斜。脊柱为督脉从肾贯脊之所，若脊柱歪斜，督脉必然运行不畅，气血瘀滞不通，会直接或间接涉及内外、上下、前后、左右、脏腑、五官、九窍、四肢、百骸的功能。追本溯源，督脉不通是关键，而脊柱关节错动歪斜、偏离正常解剖位置又是导致督脉不通、气滞血瘀、阴阳失衡的因素。

三、宇泉罐脊柱（督脉）调理法定位

宇泉脊柱（督脉）调理法选在人体背部，是因为人体背部接近人体内脏，与内脏有直接的联系，而督脉与膀胱经一个在脊柱正中，一个在其两旁，贯通上下。足太阳膀胱经是人体最长、穴位最多的一条经脉，分布着十二背俞穴。背俞穴是五脏六腑之气输注于背部的穴位，这些穴位和脏腑本身的分布位置相对应，是脏腑器官的反应点。督脉在人体背部总督一身之阳，六条阳经与督脉交会于大椎，是人体阳脉之海。督脉和膀胱经直接与五脏六腑相联系，是人体生命信息最集中的地方，膀胱经也是五脏六腑腧穴的所在地。所以宇泉罐选择二星灸罐在人体的背部，并在督脉9个与脏腑相对应的功能区叩拔，分别是肺区、心区、胆区、胃区、大肠区、小肠区、左肾区、右肾区、膀胱区。这就是宇泉脊柱（督脉）二星罐灸仪叩拔的定位区。

四、宇泉罐脊柱（督脉）调理法作用

宇泉脊柱（督脉）调理法是运用二星灸罐作用于人体督脉，主要针对督脉穴位，补充督脉的气血，增强督脉的信息传导和总督作用，恢复和强大肾及五脏功能，对脑、心及全身机能器官进行调节，补充气血，补充生命能量，恢复活力，恢复健康，排出一切病邪，治疗上焦、中焦和下焦病证。所以，宇泉脊柱（督脉）调理法是调整全身的总阀门，总督全身之阴阳，补充生命能量和排出病邪的根本大法。督脉与任脉一阴一阳，一背一腹，相互衔接，如环无端。

五、宇泉罐脊柱（督脉）调理方法

二星罐灸疗法，是在背部督脉上的功能区，通过二星灸罐做媒介，直接或间接地施以适当温热刺激，通过经络的传导作用而达到治病和保健目的的一种方法。

操作方法：①首先需要选择大小一样的二星灸罐，按照同一个角度进针，达到同一高度，保持同一温度；②二星灸罐需要在背部均匀排开，叩拔于背部督脉相应的功能区，排成一条直线；③为防艾灸对人体背部产生灼伤，在罐灸两侧可以放置很薄的钢丝网，以防艾灰掉落烫伤患者背部。

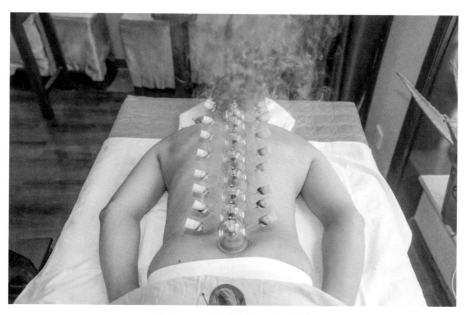

图 6-8　督脉二星罐灸法图示

第三节　宇泉罐腹部任脉罐灸保健法

人体腹部为"五脏六腑之宫城，阴阳气血之发源"，脾胃为人体后天之本，胃所受纳的"水谷精微"，能维持人体正常的生理功能，脾胃又是人体气机升降的枢纽，只有升清降浊，方能气化正常。任脉循行于腹部正中，腹为阴，足三阴经在小腹与任脉相交，手三阴经借足三阴经与任脉相通，所以任脉总任一身之阴经，调节阴经气血，为"阴脉之海"：宇泉腹部罐灸可增加腹肌和肠道平滑肌的血流量，增强胃肠内壁肌的张力及淋巴功能，使胃肠等脏器的分泌活跃，从而加强胃肠对食物的消化、吸收和排泄，改善肠的蠕动功能。配合腹部任脉罐灸法可通和上下、燮理阴阳、去旧生新、充实五脏、祛外感之诸邪、清内生之百病。

一、宇泉罐腹部任脉罐灸法机制

《黄帝内经》讲："手之三阴，从脏走手；手之三阳，从手走头；足之三阳，从头走足；足之三阴，从足走腹。"根据十二经脉的分布规律，不难发现人体有一个独特的奥秘，阴经与阳经在手足交接，阳经与阳经交接在头部，而阴经与阴经交接在腹部。根据中医观点"阴属寒，寒则凝"的定律，腹部正是六条阴经会聚的地方，所以是先天最容易寒凝的地方，寒凝最容易使有形的物质特别是脂肪凝结积聚。俗话讲："冰冻三尺，非一日之寒。"所以腹部往往是形成肥胖的根源，长此以往痰湿瘀毒、脂肪寒凝积聚于腹部，堵塞经脉，造成经脉不通，气机不畅，严重影响经脉的正常运行，使腹部越积越大，甚至久积成病。

二、宇泉罐腹部任脉罐灸法作用

①促进胃肠蠕动，及时改善消化道的停滞状态。②改善腹腔血运情况，使缺氧得到改善。③调整腹部淋巴系统，恢复其免疫机能。④充分调动腹腔内体液调节，有调整消化系统，使其恢复正常动态平衡的作用。⑤具有通畅气机的枢纽功能，使经络畅达，脏腑间功能协调、生克有序。

经常进行腹部罐灸，能促进胃肠黏膜产生前列腺素，防止胃酸过量分泌，可以预防消化性溃疡的发生。腹部罐疗可以减少腹部脂肪堆积，通过轻重快慢不同力度的罐疗，使腹壁毛细血管开通，促进机体的新陈代谢，促进脂肪吸收，起到满意的减肥效果。腹部罐疗还可通过静息和神经末梢的安抚作用，有效地调节神经系统的功能，有利于人体神经系统及内环境的稳定和平衡，使人保持豁达舒畅的精神状态。

三、宇泉罐腹部任脉罐灸方法

宇泉腹部任脉罐灸同达法，是在任脉的鸠尾到曲骨一线叩拔二星灸罐，以二星灸罐为媒介，将艾条点燃，直接或间接地施以适当温热刺激，通过经络的传导作用而达到治病和保健的目的。

操作方法：①首先需要选择大小一样的二星灸罐，按照同一个角度进针，达到同一高度，保持同一温度；②二星灸罐需要在胸腹均匀排开，叩拔于任脉相应的穴位，排成一条直线；③为防艾灸对人体腹部产生灼伤，在灸罐两侧可以放置很薄的钢丝网，以防艾灰掉落烫伤患者腹部。

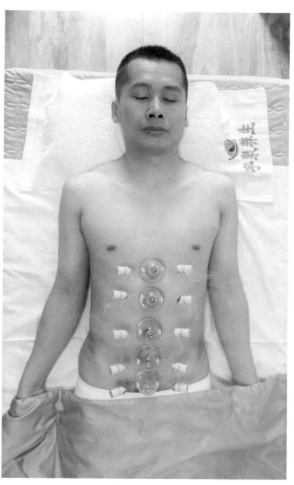

图6-9　腹部任脉二星罐灸法图示

附 1

宇泉罐诊罐疗的由来

宇泉罐的发展历程，是发明人李玉泉先生涅槃重生后由病成医，在中医学外治领域博采众长、守正出奇的创造史。从自制火罐走街串巷为民疗疾，到系统创立涵盖罐诊、罐疗和罐法的诊疗学说和实操体系，李玉泉先生杏林春满助人无数。以三十年来付出的心血汗水，历经的困苦磨难作为创新的养分和灵感，小小的宇泉罐，最终成为他造福大众的法宝和利器。以下是李玉泉先生对宇泉罐由来的讲述。

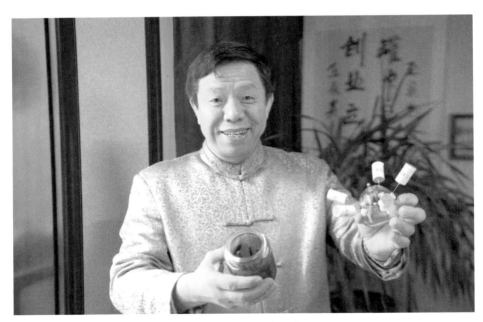

附　图1　作者李玉泉

一、苦难折磨盼生机　涅槃重生入罐途

从急性肾炎，到慢性肾炎、肾病综合征，再到慢性肾衰……二十八岁的我当了

劳模，盖了新房，小日子过得正红火时，病来了。缠绵病榻三年，六次病危，是拔罐让我恢复了健康。

1987年元宵节后，我突然出现了不明原因的脚肿，因没有得到有效治疗，一段时间后，由最初的急性肾炎、慢性肾炎发展到了肾病综合征。住院治疗了三个月，西药、中药、输液齐上阵，病情仍未得到控制，下肢继续浮肿，血压测量170/110mmHg，蛋白尿3个加号。运用激素类药物治疗后，身体各项指标暂时恢复正常，但是在药物减量的过程中，肾病复发。

接下来的三年时间里，我辗转省城各大医院，可是天不遂人愿，病情继续加重，最终成了慢性肾衰。其间，除了正月初一、五月初五、八月十五和我的生日不吃药，其余两年多的时间天天都在吃药。我算了算，一共吃了670副中药。

病急乱投医，这期间，我还多次尝试民间偏方，甚至因为用沾满脑油的草帽煮水喝，以及吃游医用多种木屑混合而成的假药而严重中毒，两次都是灌肠催吐才得以脱离险境。

几年下来，家里已是债台高筑。药没有少吃，医生也没少看，住院六次，就下了六张病危通知书。年迈的父母为了我担惊受怕，母亲本就身体不好，这一来更是雪上加霜；如花的娇妻为了我愁眉不展，还不到三十岁，皱纹已经爬满额头；幼小的儿子才五岁，知道家里的钱都要留着给我买药，连五毛钱的雪糕都不舍得买；兄弟姐妹们也是省吃俭用，多方为我筹集医药费……病中的痛苦和挣扎，多年以后，仍历历在目，不能忘怀。

1990年的1月13日，我的病情突然加重，持续十多天不能吃饭，不能喝水，腹胀如鼓，浑身肿胀，这次疼痛跟以往的完全不同，是全身疼，游走性的疼痛，间歇性的疼痛，疼痛得无法用语言来形容。

当时我真的绝望了，想想可能活不到过年了，就让爱人把理发师叫到家里，给我剃了一个光头。而后把妈妈做的新棉袄棉裤穿好，等待生命结束。家人不愿放弃，又把我送到太原，找了好几家医院，只有省中医院勉强同意接收我，但医院床位紧张，我就被安排在医院附近的临时病房。说是病房，其实就是盖房子的民工住的简易工棚，没有电灯，用火炉取暖，砖头上搭块木板就是病床，条件非常简陋。

疼痛和憋胀越来越严重，我想起爷爷总给人拔罐治疗腰腿疼痛，便抱着试一试的心理，就地取材，把带来的水果罐头瓶子当火罐，把筷子及房间里散落的小木条掰断，借着炉火点燃筷子和小木条，放进罐头瓶里，叩拔在腹部。拔了几个后，腹痛有所缓解，但还是憋胀得厉害。

情急之下，我从地上捡起块砖头，拍向罐头瓶。在我强有力的拍打下，罐头瓶碎了，里面的小木条、筷子被深深地扎进肚脐和周围的肉里，腹部鲜血直流。我忽然开始打嗝，头痛欲裂的症状瞬间得到了缓解；接着就是排气，腹部刀割锥刺的疼痛症状也减轻了许多。从早晨五点到七点，我在临时病房和厕所之间来来回回，排出了很多黄水、黑水、稀水便后，身体轻松了，肿也消了。

生死攸关之际，拔罐缓解了我的疼痛和憋胀，也让我脱离了生命危险。虽然不能解释为什么，但我真切地感到病情在好转。重新燃起的活命希望，促使我继续拔罐、拔罐……多日以后，检查结果显示身体的各项指标趋于正常，肾病消失了。

二、为民疗疾走乡间　守正创新济苍生

十几个熏得黑乎乎的罐头瓶，一把木头筷子，一辆老式的二八自行车，一只掉了漆皮的军用水壶，一个干粮袋，这就是当年我在农村走街串巷拔火罐的全部家当。从当初简陋的罐头瓶，发展成为今天集拔罐、针灸、艾灸、磁疗、注药、远红外线等功能于一体的罐疗仪，每一次的更新换代，都源于老百姓最朴素的期望：要祛病，也要舒服。老百姓的需求，就是我创新的目标和动力。

我想，肾病之所以没有再反复，而且自己的精神状态一天比一天好，这一定是在拔罐的时候，罐头瓶里的木条和竹签，像针灸的针一样刺激到哪个穴位，打开了生命的通道，所以气血运行了，经络疏通了，大便、小便歪打正着正常了。

想到这儿，我就把筷子剪成一节一节的，有 3 根一组的，有 5 根一组的，把剪好的筷子，用万能胶贴到罐头瓶底，开始自制罐具。

正是从那个时候开始，不论春夏秋冬，我都骑着自行车，自带干粮，携带水壶，带着二三十个自己制造的罐头瓶罐具，每天几十里地跑来跑去，饿了吃干粮，渴了喝自带的水，义务为乡亲们罐疗，周边的农村都跑遍了，这一跑就是 10 年。

我用自制的宇泉罐给乡亲们拔罐，10 来分钟起罐后，他们说腿痛好多了，腰痛好多了。我给他们解释，我的火罐有针灸的功能，和常用的火罐不一样。

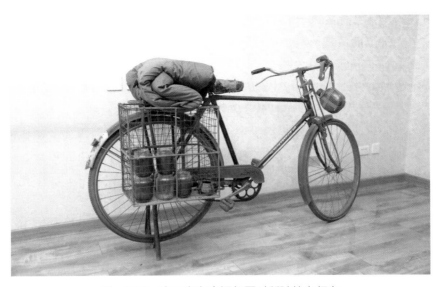

附　图 2　李玉泉在乡间行医时所骑的自行车

时间长了，我和十里八乡的乡亲们都成了朋友，拔罐的名声也传出去了，找我拔罐的人越来越多。起初只是拔腿痛、腰痛病，后来老百姓不管什么病都找我拔罐，促使我精进医术，改革罐具。

当老百姓有病身体疼痛的时候，我自制的火罐里的筷子，能模拟针灸的针刺激皮肤和穴位，大家都可以接受，觉得效果比一般火罐要好。等到身体轻松一些，疼痛缓解了，他们往往就会抱怨罐头瓶里的筷子，在负压的作用下刺激得皮肤疼，不愿意再拔了。

我先是尝试用 6 毫米的圆形铸铁，把圆形铁棒用万能胶粘到罐头瓶里，来替代筷子，消除对人皮肤刺激的疼痛，但是冬天罐接触皮肤后，里面的铁棒会冰得骨头冷。我就用白洋布剪成与铁棒面积大小的布片包住磁铁片，吸到铁棒上，这样做的另一个好处就是投火时布片不易燃烧，同时解决了铁棒吸附身体冰冷和纸片投火易灼伤皮肤的问题。

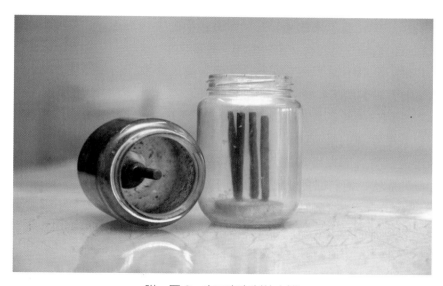

附　图 3　李玉泉自制的火罐

之后从玻璃罐更新换代发展到真空抽气罐后，在罐内增加了带有科技含量的网状磁柱，以起到拔罐、针灸、磁疗的作用。网状磁柱在罐内负压的作用下，被吸拔皮下的部位，会留下网状印痕，这些印痕褪去缓慢，影响美观；被拔出来的污垢会吸附在磁柱上，不易清除，造成网状磁柱生锈。如果交叉使用，因网状磁柱的污垢清洁不彻底，还会造成交叉感染，影响效果；网状的磁柱在负压的作用下，会加重被压皮肤的刺痛感，因此我又对网状磁柱进行了改良。

为了彻底解决拔罐时玻璃罐与铁棒对人体皮肤的寒凉刺激造成的不适，我在拔罐的时候，就用艾灸的热能温暖罐具，经过一段时间的使用，患者普遍反映拔罐配合艾灸症状改善明显。后来我把艾灸固定在罐具上，根据患者的体质、病情而调整艾灸燃烧的温度，使整个治疗过程处于恒温状态，这样既避免了患者对艾灸的恐惧，又增强了调治的功效。

罐疗的实践使我天天处在兴奋之中，给自己增加了不断攻坚克难的动力，促使我不断地创新发明，最终发明了集中医外治疗法与现代医疗科技于一体的宇泉罐。

三、脊柱藏密求医道　有缘宾客是吾师

罐诊无经验可借鉴，也无捷径可走，在背后拔罐5分钟，根据出现的罐印罐象，就能全面了解身体的状况，这就是宇泉罐诊的神奇之处。早年拔罐，大多是头痛医头，脚痛医脚，缺少应对疾病的系统方法。如今宇泉罐疗中的多病同治、辨证施治、综合调治等调理方法，来源于大量的临床实践。患者是最生动的老师，也是最直观的教科书。

老百姓身体哪里不舒服，哪里难受，准会用手捂着哪里，或用手指在哪里，这是人的本能。这倒让我思索起来，开始注意他们的言行举止。凡是他们捂着的身体部位，我在给他们罐疗时总会拔出一些不一样的印痕。

从那以后，我就有意识地观察每个患者拔罐的印痕，结果发现拔出的罐印罐象确实存在着与某种脏腑疾病的联系和潜在的风险。

比如捂着胸口来的患者告诉我，近来咳嗽很厉害，咽喉肿痛，或是感冒了，头痛、发热，我就在他们捂着的对应部位——大椎穴拔罐。大椎穴的罐象变化多与肺病、呼吸道疾病有关，以后再遇到类似患者，我就根据已掌握的罐印罐象，告诉他们脏腑相应的症状，他们都会夸罐诊的准确。

有的患者说自己患有肺结节、肺大疱，或是有癌变、腺瘤、小细胞瘤、声带息肉，原来得过肺结核等，这些都是我不熟悉的疾病。但只要患者告诉的疾病，我就仔细看、认真看、用心看，结果发现不同的疾病或癌变，都会出现不同的罐印罐象。经过不断地比对总结，我发现了肺部隐藏的秘密，建立了肺功能区疾病罐诊法。

随着临床研究的深入，我又发现肺功能区可以诊断鼻腔疾病、鼻窦炎、鼻息肉、鼻囊肿、左肺功能、右肺功能、上呼吸道、下呼吸道、支气管及甲状腺的甲亢、甲低、甲减、颈淋巴疾病等。后来，我又用同样的方法总结出了心脏功能区诊断法。

经过反复比对、总结、归类，我最终建立了宇泉罐诊的理论依据。

过去拔罐主要是针对各种疼痛，比如头痛、腰痛、腿痛等，目的很明确。由于罐疗的效果显著，拔过罐的老百姓对我的依赖程度很高，不管遇到什么样的问题都找我。为了解决这些问题，我开始尝试多病、多症的罐调法，经过临床实践，找到了一些综合调理的规律，为宇泉罐综合调理和辨证调治开拓了新方法。

1997年的夏天，我在走街串巷的过程中，遇到了曲沃里村中学的李校长。李校

长头晕头痛，健忘，爱发脾气，小便时刺痛、尿不尽，尿淋沥，视物模糊，经常腰痛，下肢乏力，患有严重的糖尿病。

根据罐诊结果，我运用了多病同治，多症同调的综合罐疗法。对头晕、头痛、视物模糊、健忘，选取风池、大椎、肩髃、天宗穴；对腰痛、下肢乏力，选取肾俞穴；对尿刺痛、尿不尽，选取长强、曲骨穴；对失眠，情绪烦躁，选取安眠、身柱穴等。

罐疗三次后，李校长反映，身体不适的症状大多得到了缓解，特别是头晕、头痛的症状明显减轻，心情开朗了。罐疗一个星期后，李校长晚上不起夜，睡眠好，没有尿刺痛、尿淋沥。坚持调理半年后，李校长糖尿病得到了有效控制，不再需要吃降糖药，头晕头痛的老毛病也好了。这次实践，极大地开拓了我运用宇泉罐治疗常见病、疑难病及慢性病的思路。

2005年初夏，73岁的运城临猗县猗氏村的刘老支书被诊断为结肠癌，已经恶化，各大医院不敢接纳，只能回家。我通过罐诊后发现，刘老支书患有脑动脉硬化、右冠状动脉硬化、冠心病、慢性非萎缩性胃炎、老寒腿、双下肢关节疼痛，还有高血压、前列腺肥大，升结肠瘤大约 $6.8 \times 3.2 \times 1.8cm$（医院确诊为升结肠癌）。既有慢性病，还有肠癌，如何罐疗，这对于我来讲是一次新的挑战，根据罐诊情况我开出了综合罐疗调理的方案。对脑动脉硬化和冠心病，主要选取锁骨区、内关和三阴交，并采用六针串联；对肠癌主要选穴天枢，并采用七罐包围法；对慢性胃炎主要选穴中脘，对膝关节疼痛，采用膝三罐强治等。

通过罐疗综合调理，刘老支书的打嗝缓解了，吃饭、喝水也不呕吐，第四天早晨就能下地走路了，更明显的是10天未大便，竟然大便通畅了。之后我把罐疗综合调理的方法全部教给了刘老支书的家人，随访多年没有复发。

四、三生有幸遇贵人　薪火相传筑华章

一路走来，虽时有泥泞荆棘，却也总有明师指路，贵人相助，他们对宇泉罐诊罐疗的认可和点拨，极大地鼓舞和启发了我。宇泉罐诊罐疗能到今天的高度，他们功不可没。幸遇明师的同时，我也得了高徒。从当初的形单影只，到如今的燎原之势，让宇泉罐诊罐疗造福千家万户，我们共同在努力。

在走南闯北的时候，我荣幸地结识了中国预测（易经）研究会会长，著名养生专家李之楠先生，以及著名免疫学专家、医学博士、海军总医院副院长冯理达将军，他们既是我的贵人，更是我的良师益友。

1993年4月，在西安市碑林社区为当地居民拔罐期间，我参加了由西安市科协主办的"人体生命科学"养生大会，聆听了李老所做的人体生命科学报告，会后又赶到李老住宿的宾馆请教。对于在拔罐中遇到的一些现象，我原本似懂非懂，经与李老交流后，豁然开朗。李老告诉我："肾病得以康复，病危之时又得以起死回生，就

是你拔罐时，罐头瓶里的木棒竹签扎到了肚脐上，刺激了神阙穴和肚脐周围的大脉，打开了生命的开关，调动了生命的能量，调配了气血的运行，启动了内联五脏六腑、外通四肢百骸的总枢纽，从而疏通经络，打通了气血，身体得以慢慢康复。"

从此，我和李老结下了不解之缘。在20多年与李老相处的日子里，每当我在罐诊罐疗的临床实践中，遇到瓶颈和疑难时，总能得到李老的无私指教和帮助。

1996年初春，我发明了宇泉罐疗针灸法，不用破皮就能达到针灸一样的效果。李老把我约到北京，找到中国高能物理研究所所长、中国科学院院士杨雨林教授，验证罐疗玄针的科学性，通过测试，宇泉罐疗玄针的针灸功效明显，参与罐疗玄针的试验者，在玄针的作用下，都感受到了有酸、麻、胀、痛、痒、蚁行、凉等针灸的针感效应。

临床试验证明，宇泉罐内0.8cm的磁柱，能覆盖0.2cm经络线的穴位，所以罐疗玄针在经络中传导的速度快，敏感度高，针效明显。李老对我的发明给予了高度评价："宇泉罐疗玄针法，操作简单，针效明显，懂医的也好，不懂医的也好，只要一学，人人都可针灸，而针灸不破皮，且没有不良反应，人人都能学会。"

同年，我又发明了"打针不破皮，吃药不口服"的罐疗注药法，也得到了李老的认可和肯定。1996年初秋，杨雨林教授再次受李老委托，为罐疗注药法做科研。人体皮肤在宇泉罐疗负压的作用下，毛孔被打开，然后通过宇泉罐上的备用孔，将消炎、活血、止痛的药液注入罐内，再通过起罐时反负压的作用，使药物直达病灶，其有效成分吸收率高，也避免了口服药物带来的不良反应。

1997年正月，我带着研究"罐疗调治肿瘤"的课题向李老汇报。李老从事人体生命科学研究多年，在研究肿瘤方面取得了一定的成果，其中一个课题，就是将培养出的肿瘤细胞，放在缺氧或无氧的环境中，这些癌细胞就会发生分裂，繁殖得很快。如果把癌细胞放在有氧或空气新鲜的环境中，这些肿瘤细胞就会变成畸形细胞，就不能再生存和分裂了。

受李老启发，我选择了含氧量极高的植物，通过六针连线的方法，把植物与人体串联起来，实现人体与植物互换能量。通过能量的交换，使无氧的、缺血的环境快速改变为有氧供血的环境，达到消除癌细胞的目的。30多年过去了，用芦荟与人体交换能量，调治肿瘤积累的宝贵经验，也受到了有关人士的关注和患者的好评。

1995年，我还有幸结识了世界著名免疫学专家、原海军总院副院长冯理达将军。1996年4月中旬，冯理达教授专门从北京到山西祁县宇泉罐诊罐疗研究所实地调研考察，亲自体验宇泉罐诊和罐疗，并在宇泉罐诊罐疗研究发展创新的过程中给予了大力支持和亲切关怀。

在日常拔罐的过程中，叩拔的部位经常会出现一些水疱状的物质，有白色、红色、黄色、紫红色的水疱，甚至有果冻状或泡沫状的物质，一般人见到这种现象觉得很害怕，多数人不明白这是什么原因。从1997年初秋开始，冯理达教授在海军总医院对罐疗出现的各种水疱，用科学方法及生化检测，发现各种颜色的水疱都是含有多种对身体有害的重金属，有酸性物质超标的，有碱性物质超标的，还有的有铅、铜、二价铁等有害物质。冯理达教授曾经讲道："人体酸碱物质的超标会引起各种疼痛，甚至致癌。如果通过罐疗把有害的重金属拔出体外，就可以不得癌，不得病，少得病。"

有明师指点，我是幸运的。与此同时，如何守正创新，把祖国传统中华宇泉罐诊罐疗文化传承下去，也是我一直思考的一项重大工程，宇泉罐诊罐疗技艺精湛，传承要求严苛，需要长期坚守，默默耕耘，耐得住寂寞，守得住初心，坚持一辈子做一件事。之前我也带过几位学生，想培养成传承人，但往往耐不住寂寞，都是半途而废。以前的经验教训，使我在选择传承接班人的这件事上更为谨慎。

我与我的徒弟李德武，当初结缘是源于一场培训。2005年应清华大学校办主任郭锋的邀请，我前去为校办医院医务人员及进修学员培训宇泉罐诊罐疗法。课间为学员们临床实操时，一位来自湖南平江学习临床医学的小伙子，欣然做模特。小伙子非常认可罐诊结果，决定这一生跟随我学习宇泉罐诊罐疗法。

我想小伙子年轻，也许是一时兴起。当时我就告诉他，宇泉罐诊罐疗是一门医学，有大学问，但学起来要钻进去，要耐得住寂寞，做好吃苦的准备。这一生放空一切，专心一事，创造一新，传承一脉，才能进入这个大门，我让小伙子想好了再来找我。

2006年4月，这位小伙子，也就是李德武，放弃了在平江人民医院临床学习的机会，带着行李报到了。转眼十多年过去，他爱岗敬业，勤奋好学，敢于实践，勇于创新，在给患者罐诊罐疗的时候热情周到，语言温暖，善于思考，巧于总结，勇于探索，特别是在宇泉事业走向市场，走向快速发展的阶段，面对来自国内国外的各种诱惑，依然保持初心不变，做到了自觉、自强、自立。而是在研究罐诊罐疗学术领域中，这种枯燥而又机械的操作中，能够耐得住寂寞，勤奋而又努力，把工作做好、做扎实。

功夫不负有心人，徒弟李德武把所学临床医学知识有机地跟罐诊罐疗结合，并与我一起创新发明了宇泉罐灸仪，实现了一罐多灸、一罐多穴、一罐多疗的综合调治法，并于2011年获得国家专利。小伙子正朝着更加宏伟的目标，勇往前行，立志成为宇泉罐诊罐疗的第一传承人。

三十年来，我还带出了数万名"罐疗人"，遍布全国各地，他们通过宇泉罐来诊断，通过宇泉罐来调理，疗效突出，成绩显著。

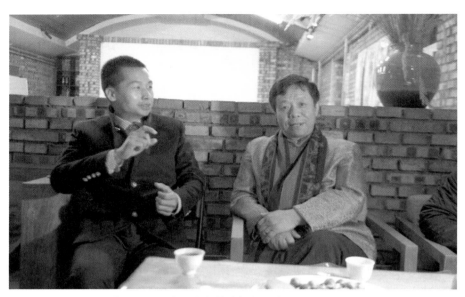

附 图4 传承人李德武与师父李玉泉亲切交流

五、大雅之堂现宇泉 走向世界放异彩

宇泉罐从只能疗疾，到诊断和调理并举；从治疗痛症，到治疗全科疾病；从单一的拔罐，到多种功能融合；从走街串巷，到进入公立医院；从小城起步，到跨出国门……以罐之名，为中医赋能，展示中医之美，是宇泉罐发展不可或缺的一部分。

2017年5月28日，在一带一路传统医药发展交流与合作大会暨首届国际非药物疗法研讨会上，我作为主讲嘉宾之一，向参会的国内外专业人士深入浅出地阐述了宇泉罐诊罐疗的理论体系和相关案例，并现场为一名医务工作者做了罐诊。宇泉罐的功能之多、疗效之好，刷新了大家对罐的认知，而罐诊的神奇与准确，更是将会场的气氛推向了高潮。

结束演讲刚走到后台，工作人员便将一位女士带了过来。这位女士名叫庞秀花，是北京市门头沟区中医医院业务副院长，北京市首届复合型中医药学术带头人、培养人。作为师承周耀庭、关幼波、贺普仁、周德安等国家级名老中医的首都国医名师，庞院长结缘的中医学高人众多，但宇泉罐诊罐疗的鲜明特色和优势，还是让见多识广的庞院长连连称奇，并希望能对宇泉罐诊罐疗有更多的了解。

这次见面，也开启了我与庞院长，以及门头沟区中医医院的不解之缘。经原北京市中医管理局批准，2018年10月，"李玉泉中医药传统技能传承工作室"在门头沟区中医医院挂牌成立，庞院长功不可没。医院为工作室建立了专门的办公地点，由院内的科教科指导团队进行相关工作管理及督导，并建立了专门的管理制度。医院的传承学生团队有20多名，都是各科室的骨干及青年中坚力量，为工作室工作的顺利开展提供了必要条件。

工作室成立以来，通过定期坐诊、培训、临床、各科室巡诊、学术研讨等多种形式，我带领传承团队学习继承宇泉罐诊罐疗学术思想，整理总结临床经验，丰富临床治疗手段，提高临床中医治疗水平，传承之余力，求有所发展。

宇泉从山西走到了北京，走向了全国乃至五湖四海。2011年11月，应马来西亚中华隆雪华商会主席陈友信的邀请，我们宇泉同仁一行5人出访马来西亚。在马来西亚的17天里，我们为170多人进行了罐诊罐疗，罐诊罐疗的神奇疗效得到了外国友人的一致好评和高度重视，从政府要员到医院专家、管理人员，无不对罐诊罐疗技术交口称赞。其间，应英迪邦大学的邀请，我为大家分享了宇泉罐诊罐疗健康法。我还在马来西亚首都吉隆坡科学医院开展了宇泉罐诊罐疗临床调理，并为马来西亚专业人士开展罐诊罐疗项目培训。

2015年7月4日，很荣幸受到中国民间中医药学会俄罗斯－东欧－中亚交流分会组织的邀请，我和助理赴俄罗斯，参加为期两周的"一带一路"俄罗斯－东欧中华传统中医巡诊交流。出访期间，从新西伯利亚到库尔斯，到圣彼得堡、莫斯科，所到之处皆受到了当地最高礼仪的接待。宇泉罐诊罐疗作为中国传统中医的代表，其独特的功效受到了俄罗斯人民的高度好评和喜爱，库金部长并为我们颁发了中俄健康友好交流贡献奖。

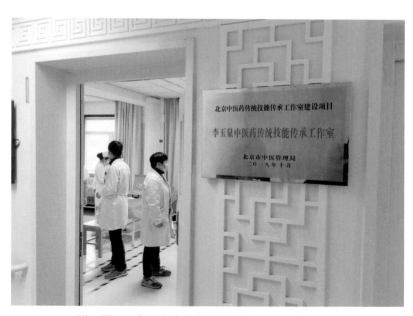

附　图5　李玉泉中医药传统技能传承工作室图示

继2011年的马来西亚、2015年的俄罗斯之行后，在罐诊罐疗文化海外传播的过程中，我们一路前行，2017年泰国，2019年越南……我们走出去的同时，世界各地的朋友们也在走进来。每年都有很多国外友人前来宇泉总部，或是调养身体，或是培训学习。大家虽然语言不同，肤色不同，但都对宇泉罐诊罐疗技术高度认同。宇泉罐诊罐疗现已传播到了三十多个国家和地区，为中医影响世界，以及国家"一带一路"倡议布局的推动，做出了积极的贡献。

世人恐惧疾病，因为疾病带来的通常都是痛苦，甚至死亡。

但是疾病，也可以成为迈向天命的开始。古往今来诸多医学大家亦然。

由病入医，由医悟道，一个人、一辈子、一件事，服务祖国，为民疗疾，别无他求。

回首过去，曾经的病痛、磨难、艰辛，已然成为最宝贵的人生财富。

展望未来，百年难遇复兴中华的时代大背景下，宇泉罐诊罐疗绝技绝学，必将会有更加精彩的作为。

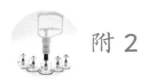

附2

罐知道

《罐知道》这首歌，是歌词与曲调的有机结合体，是两种艺术语言的完美结合；高度概括了宇泉罐诊罐疗特色优势。

著名词作者刘世民（中国人民解放军武警中将），通过自己的亲身体验和学习，把宇泉罐诊罐疗的绝技绝学以歌曲的形式表现出来，在整首歌词中始终贯穿着一个"妙"字，让大家感受到声乐美的韵味，充分表达了中华中医岐黄医技的神圣和伟大。同时，音乐与歌词又把富有诗情画意的宇泉文化充分地表达了出来。

中医有大美而不言，朗朗上口、易于传唱的《罐知道》，为中医插上了音乐的翅膀，让宇泉罐诊罐疗得以向更高、更远、更广阔的天地翱翔，让更多的有缘人因此受益。

罐知道

作词：刘世民
作曲：李德清

1=G 4/4 中速、深情地

```
3  326 223  3 22. 2 | 3. 2325 356 |
有 一种诊 断叫罐 知  道，  它 能   为人们把 病 瞧，
有 一种疗 法叫罐 治  疗，  它 不   用打针不 吃 药，

5 3 5665 566 | 0 661235 32 | 2 - - 0 2 |
不  用透视不 做彩超，    罐子一拔全知      道，
大  病化小小 病化了，    宇泉罐罐都是      宝，   集

3. 5361. 2 | 3335765 - | 0 656 3361 12 |
定 性亦定位 定量大小如扫描，  就算潜 伏的病啊 它也
中 医外治和 现代理疗于一槽，  疑难杂 症的病啊 都有

3 5  112 - | 23 2361. 2 | 3 7 65 356 - |
漏  不掉，医  院去检查，   对 照如对 表，
对  应的招，已  病和未病，   皆 可用它 疗，

0 661 23 235 | 2/4 765 5 6 | 4/4 1 - - 0 |
你说神妙不 神妙， 神妙不神   妙。
你说奇妙不 奇妙， 奇妙不奇   妙。

3. 56 565. 35 | 65. 12 - | 3. 556 3 - |
宇 泉罐 诊 那个 真神  妙， 横 贯中 西

2 5. 63 - | 3. 56 565. 35 | 65. 12 - |
头一  遭。宇 泉罐 诊 那个 真奇 妙，

2. 3217. 65 | 5355 61 - | [1,2] 5. 3232 | 1 - - - :|
妙 不妙来一 试 一试便知 道，  一 试便知 道。

[3] 5. 366 | 5 - - - | 5 - - 0 ||
一 试便知 道。
```

138